U0207174

# 化学药品中遗传毒性杂质的<br>评估控制

张庆生 陈 华 黄海伟 主编

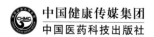

中国健康传媒集团

中国医药科技出版社

# 内 容 提 要

本书系统介绍了遗传毒性杂质监管发展的历程以及理念的演变、遗传毒性杂质评估的策略和遗传毒性杂质分析方法。结合药品中遗传毒性杂质全流程评估决策树，对潜在风险及来源识别、遗传毒性评估、可接受风险水平表征、检测分析方法建立和杂质控制方法等进行了详细阐述。

本书供药品监管机构、制药及药品安全检测等领域人员参考使用。

## 图书在版编目（CIP）数据

化学药品中遗传毒性杂质的评估控制 / 张庆生，陈华，黄海伟主编 . —北京：中国医药科技出版社，2022.12

ISBN 978-7-5214-3692-1

Ⅰ.①化… Ⅱ.①张… ②陈… ③黄… Ⅲ.①药品－药物毒性－遗传性－杂质－评估 Ⅳ.① R961

中国版本图书馆 CIP 数据核字（2022）第 231029 号

**策划编辑** 于海平
**责任编辑** 王 梓 曹化雨
**封面设计** 王英磊
**美术编辑** 陈君杞
**版式设计** 南博文化

出版 **中国健康传媒集团** | 中国医药科技出版社
地址 北京市海淀区文慧园北路甲 22 号
邮编 100082
电话 发行：010-62227427 邮购：010-62236938
网址 www.cmstp.com
规格 787×1092mm ¹/₁₆
印张 10 ¹/₄
字数 212 千字
版次 2022 年 12 月第 1 版
印次 2022 年 12 月第 1 次印刷
印刷 三河市万龙印装有限公司
经销 全国各地新华书店
书号 ISBN 978-7-5214-3692-1
定价 **100.00 元**

获取新书信息、投稿、为图书纠错，请扫码联系我们。

# 本书编委会

主　编　张庆生　陈　华　黄海伟
副主编　刘　阳　袁　松　尹　婕　庚莉菊
编　委　（按姓氏汉语拼音排序）

崇小萌　范慧红　何　兰　刘　博

刘　阳　刘　颖　施亚琴　田　冶

王　岩　姚　静　姚尚晨　尹　婕

庚莉菊　袁　松　张龙浩　周露妮

科学界对于遗传毒性物质危害的认识逐步成熟，监管部门对于潜在风险的控制不断加强。20世纪以来，人类经历了多起遗传毒性物质通过被污染的环境、食品、药品等途径危害人类健康的事件。这些事件在世界范围产生了深远的影响，促进了相关法律法规的逐步完善、监管政策的深入科学化。自2018年7月在缬沙坦原料药中检出 $N$-亚硝基二甲胺（NDMA）以来，陆续在其他沙坦类和非沙坦类药物（如雷尼替丁、二甲双胍和酒石酸伐尼克兰）中检出了各类遗传毒性杂质，如NDMA、$N$-亚硝基二乙胺（NDEA）、叠氮化物及 $N$-亚硝基伐尼克兰等。多起药品中检出遗传毒性杂质事件给整个制药行业敲响了安全生产的警钟，药品安全直接关系着人民群众身体健康和生命安全，如何识别和控制药品中的遗传毒性杂质，是制药工业界和监管部门需要共同面对的巨大挑战。

本书系统介绍了遗传毒性杂质监管发展的历程以及理念的演变、遗传毒性杂质评估的策略和遗传毒性杂质分析方法。结合药品中遗传毒性杂质全流程评估决策树，对潜在风险及来源识别、遗传毒性评估、可接受风险水平表征、检测分析方法建立和杂质控制方法等进行了详细阐述。在全面梳理遗传毒性杂质分析方法进展和优化策略的基础上，以实例的形式对常见遗传毒性杂质的分析方法进行介绍。

希望本书的出版，能够帮助药品监管机构、制药及药品安全检测等领域研究人员了解遗传毒性杂质监管的历史、现状和发展趋势，熟悉遗传毒性杂质评估的步骤、手段、技术和方法，对于进一步完善化学药品中遗传毒性杂质的研究和控制，推进药品的安全和质量可控，实现有效的风险控制，保护人民健康具有重要意义。

在本书编纂过程中，得到了科技部"科技助力经济2020"重点专项课题——"二甲双胍雷尼替丁等药品中基因毒杂质控制及质量提升关键技术研发"项目资助，也得到了中国毒理学会管理毒理与风险评估专业委员会、浙江省食品药品检验研究院、常州市药品检验所等机构的支持，在此一并致以谢忱！

李 波
2022年7月

# 目录

# 第一章 背景及概述

## 1 遗传毒性杂质

早在20世纪初，达尔文进化论就已经让人们相信生命体的遗传不是一成不变的。在一些特殊情况下，生物的性状会忽然展示出某些新的特征。1886年，荷兰植物学家Hugo de Vries首次注意到野生月见草的这种改变，并将这种变化描述为mutation，mutation来源于拉丁语"mutare"（许多的专属名词都来源于拉丁语）是to change（改变）的意思，后来人们把它翻译成突变。突变使得特定生物具备了潜在多样性，以便更好地适应自然环境。随着染色体和基因的发现，人们一直试图从遗传物质改变的角度来解释突变。最早被发现的能够改变遗传基因的物质就是X射线，随后德国的两位研究生Franz和Elizabeth发现利用铬酸钾、氯酸钾、硫化锌和氧化铜等氧化剂对于细菌和真菌是有诱变性的。

随着人们对于遗传毒性物质认识的不断深入，科学家们对于化学物质遗传毒性的担忧也在不断加强。20世纪50~60年代，德国的科学家Alfred、美国的诺贝尔奖获得者Joshua以及前面发现芥子气诱变性的科学家Auerbach先后提出了许多具有潜在诱变性的化学物质被应用于医药、食品和化妆品工业中，并呼吁人们应该检测这些化学物质对于人类生殖细胞的危害。

随后，年近古稀之年的德国遗传学家Muller做客美国FDA（美国食品药品管理局），做了一场影响遗传学历史的演讲。这位将自己的一生奉献给遗传毒性物质研究的科学家在这个重要的监管部门，表达了自己对于人类未来的担忧和关注，他指出：现代人接触了许多化学物质如食品添加剂、药物、尼古丁、抗生素、杀虫剂、避孕药以及工业化带来的空气和水污染物等都是前人所未遇到的，他们的遗传毒性也是我们所不知道的。受到Muller的影响，化学物质的遗传毒性研究开始井喷式爆发，许多发达国家及国际性组织与机构，如WHO（世界卫生组织）、NIH（美国国立卫生研究院）、美国FDA等都对化学物质与遗传疾病和致癌性的相关性研究给予了大力的支持，为生产更为安全的化学产品奠定了基础。

遗传毒理学是研究化学、物理和生物因素对生物体遗传物质及其遗传过程有害效应（遗传损伤）的一门毒理学分支学科。遗传毒理学从对象上，将遗传损伤明确分为两类，即DNA损伤和相关细胞组分（如纺锤体、拓扑异构酶、DNA修复系统和DNA聚合酶等）损伤；从内涵上，遗传损伤不单指结构改变，还包括功能/遗传信息改变；从后果上，遗传损伤不仅与肿瘤的发生发展有关，也与很多其他慢性疾病的发生发展有关。因此，对化学物质的遗传毒性检测和评价的目的已不单纯是为预测致癌性提供依据，而是为预测或评价其与核酸特定的相互作用或改变基因组信息表达能力的遗传危害性。目前化学药品中遗传毒性杂质的评估仅仅是遗传毒理学中的一个应用分支，在遗传损伤的研究方面还仅限于经典的研究内容，即主要研究杂质对DNA的与致癌性相关的结构性损伤。

药品中的遗传毒性杂质（genotoxic impurities，GTIs）是指能引起遗传毒性的杂质（并非药物主要活性成分API），包括致突变性杂质和其他类型的无致突变性杂质，也称为基因毒性杂质。其主要来源于原料药或制剂的生产过程，如起始原料反应物、催化剂、试剂、溶剂、中间体、副产物、降解产物等。致突变性杂质（mutagenic impurities）指在较低浓度水平时就可能直接引起DNA损伤，导致DNA突变，从而可能引发癌症的遗传毒性杂质。各国监管机构发布的相关指导原则主要关注致突变机制的遗传毒性杂质，这类杂质不同于药品中的一般杂质，有着重大的安全风险，极微量水平即能诱发DNA突变。而非致突变机制的遗传毒性杂质以一般杂质水平存在时，通常可忽略其致癌风险。

科学界对于遗传毒性物质危害的认识是逐步成熟的，监管部门也是如此。从20世纪以来，人类历史上曾经历多起遗传毒性物质通过污染环境、食品、药品等途径危害人类健康的事件。这些事件在世界范围产生了深远的影响，促进了相关法律的完善以及监管政策深入科学化。

20世纪50年代初，当时联邦德国的格兰泰制药厂发现，沙利度胺具有一定的中枢神经镇静作用，并且能抑制孕妇在怀孕早期的妊娠反应（恶心、呕吐、失眠等）。那时的德国药品监管才刚开始起步，因此轻而易举就可以把未经验证的药品上市销售。1957年，格兰泰公司将沙利度胺以商品名"反应停（只要服用就停止妊娠反应）"正式投放市场，甚至在有些地区作为非处方药（OTC药品）进行销售。不到一年，"反应停"风靡欧洲、日本、非洲、澳大利亚和拉丁美洲20多个国家。1960年，梅里尔公司（Merrell）得到格兰泰公司的许可，获得了沙利度胺在美国的销售权，并向美国FDA申请在美国上市。在1961~1962年，澳大利亚和德国的科学家在《柳叶刀》（JAMA）上先后发表论文，公开警告沙利度胺和海豹胎流行的关系。经过大规模的流行病学调查，最终证实这些不幸正是由于妇女在怀孕初期服用具有强烈致畸作用的药物沙利度胺所造成的。起初，制药公司对于这些警告保持了沉默，直到媒体公开报道后，迫于压力，沙利度胺在各个国家陆续撤市，1961年底，格兰泰撤回了联邦德国市场上的所有"反应停"，其他国家也很快停止了该药的销售。

除了药品主成分外，其他一些金属元素也会产生巨大的毒性。1950年著名的公害事件，日本水俣工厂把没有经过任何处理的含汞废水排放到水俣湾中。无机汞随废水排入水俣湾内后，通过甲基化生成剧毒的甲基汞。甲基汞被浮游生物所蓄积，通过食物链富集到鱼、虾、贝类体内，再被食用进入人体。甲基汞既是诱变剂也是致畸剂，可通过基因突变、染色体结构和数目畸变等途径诱发胚胎发育基因开启、关闭协调异常，从而引起胚胎畸形或死亡等多种发育毒性。

近十几年，多起药品中杂质引起的遗传毒性事件给整个制药行业敲响了安全生产的警钟。2007年6月6日，欧洲药品管理局（European Medicines Agency，EMA）发现部分批次的抗艾滋病药物Viracept，即奈非那韦甲磺酸盐中含有高剂量的遗传毒性杂质甲磺酸乙酯（含量超过$1.1mg \cdot g^{-1}$），后者造成6名患者DNA序列异常，因此召回了欧洲市场上由罗氏制药生产的Viracept。甲磺酸乙酯是潜在的致癌物质，在药物剂量为$2.5g \cdot d^{-1}$的情况下，高达2.75mg的甲磺酸乙酯可能被患者摄入体内，进而影响到患者的身体健康。2018年7月14日，华海制药生产的高血压用药缬沙坦原料中检出含有微量（含量大于$0.3\mu g \cdot g^{-1}$，即0.3ppm）的遗传毒性杂质$N，N$–二甲基亚硝胺（NDMA），因此缬沙坦及其相关制剂也被宣布从欧洲、美国和中国市场召回。2018年8月20日，印度Torrent制药生产的缬沙坦片剂中也检出含有NDMA，该公司也从美国市场上自愿召回了14批次的相关药品。继"缬沙坦风波"后，2019年8月美国FDA对仿制药中杂质问题扩大调查，进而发现一些雷尼替丁药物也含有NDMA杂质。同年10月EMA发布了《EMA建议药企采取步骤避免人用药物中的亚硝胺（EMA/511347/2019）》文件，要求药企对所有化学合成药物的药品质量、安全性和有效性进行最终监督，以对亚硝胺的潜在污染进行风险评估。2019年12月，EMA和美国FDA报道称在降糖药物二甲双胍中也检出了痕量的NDMA。多起毒性事件不仅给患者带来了安全隐患和健康问题，而且也给相关药企带来了不可估量的经济损失，引起了整个制药行业的警醒和反思。

## 2 遗传毒性杂质监管发展历程

### 2.1 EMA的指导原则沿革

2000年，欧洲药品质量管理局（European Directorate for the Quality of Medicines and Health Care，EDQM）提醒在甲磺酸盐的合成过程中，将甲磺酸添加到以乙醇为溶剂的溶液中，可能会发生副作用，生成具有潜在遗传毒性的甲磺酸烷基酯杂质，甲磺酸盐原料药中存在此类杂质将严重威胁用药患者健康。所以要求相关企业提供更多的相关信息。这标志着监管机构开始进一步关注遗传毒性杂质的风险评估与控制。

2002年EMA发布了《遗传毒性杂质限度意见书》，其中将遗传毒性杂质分为有充分实验证据的遗传毒性杂质和没有充分阈值证据的遗传毒性杂质。对于前者，这些杂质存在明确的限度，低于该阈值，发生显著毒理作用的风险较小，可以采用ICH Q3C中2类溶剂的方法进行控制。对于没有充分阈值机制证据的遗传毒性杂质应当采用"最低技术可行"（as low as technically feasible，ALATF）原则进行控制。意见书要求生产企业必须优选避免产生遗传毒性杂质的生产工艺，如果无法避免，则在申报文件中需要说明不可避免产生遗传毒性杂质的原因。无论采用何种生产路线，只要有产生遗传毒性杂质的风险存在，建议在技术可行范围内尽量降低的残留。

2004年EMA下属的人用医药品委员会（CHMP）发布了《遗传毒性杂质限度指南》，对2002年版意见书进行了部分修改。本次指南中使用"最低合理可行"（as low as reasonably practical）代替2002年版的"最低技术可行"，并且该指南首次引入可接受风险水平概念，认为在某些无法全面消除风险的情况下，建议采用毒理学关注阈值（threshold of toxicological concern，TTC）控制遗传毒性杂质。假设个人寿命为70岁时，每天摄入1.5μg遗传毒性杂质，其致癌的风险小于1/100000是可以接受的。遗传毒性杂质可接受限度的计算方法为：限度（ppm）=TTC限度（μg·d$^{-1}$）/药物的最大日剂量（g·d$^{-1}$）。与之前寻求"零风险"的做法相比，TTC概念的引入标志着应使用风险评估手段来指导药物中遗传毒性杂质的控制。

但是由于TTC的推算是从TD$_{50}$的简单线性外推，假定在高剂量时产生肿瘤的过程到极低剂量时均呈线性，未考虑到DNA修复、细胞凋亡等生物体修复的可能性。1.5μg·d$^{-1}$对于终生服药的患者来说是可以接受的，但是对于短期暴露或本身用于恶性肿瘤等治疗的药物来说可能相对保守。

2006年6月，EMA发布了更新的《遗传毒性杂质限度指南》。指南阐述了如何处理新原料药中遗传毒性杂质的一般框架和实际方法。该指南适用于已有原料药的新申请，也适用于已上市原料药有关合成方面的补充申请。除非有特殊原因，不适用于已上市的产品。对于潜在的遗传毒性杂质，需要根据线性的工艺和技术，提供证据证明所选的处方及生产策略的合理性。申请人应在合成工艺和杂质研究部分重点指出所有涉及的化学物质，包括试剂、中间体、副产物等，哪些是已知遗传毒性或致癌性物质。需要提供充分的论证来说明在合成路线或配方中没有可行的替代方法存在，应证明具有遗传毒性或致癌性的结构在化学合成中是必需的。如果这些杂质不可避免，应采用适当的技术降低杂质含量以满足安全性要求。应使用先进的分析技术来定性定量测定遗传毒性杂质。

2010年9月，EMA针对2006年出版的《遗传毒性杂质限度指南》发布文件，以问答方式对相关内容进行统一说明。内容涉及基于何种特殊原因时需要对已上市销售的产品进行遗传毒性杂质再评估；如果某种遗传毒性杂质水平低于TTC，是否有必要建立相应分析方法；以及警示结构的相关信息，进一步明确在实际生产及质控过程中如何控制遗传毒性杂质等。

2019年9月，针对从2018年以来一系列亚硝胺类遗传毒性杂质的发现与应对措施，EMA相继发布《供上市许可持有人使用的亚硝胺信息》《有关"提供上市许可持有人使用的亚硝胺信息"的问答》和《EMA建议药企采取步骤避免人用药物中的亚硝胺》文件，明确上市许可持有人的责任，阐述亚硝胺杂质的可能来源，要求上市许可人与药品生产商合作，进行相应的风险评估、确认测试、变更批准等，并要求上市许可人在限定时间内评估生产药物中亚硝胺潜在污染的风险，对有潜在风险药品进行检测并及时向监管机构报告结果。

2020年3月，EMA发布《"供上市许可持有人使用的亚硝胺信息"问答》，涉及如何进行风险评估、风险评估中应考虑的因素、上市许可持有人应及时向监管机构汇报结果以及部分生物制品是否需要进行亚硝胺相关风险评估等问答。

2020年8月，EMA发布更新后的问答指南文件，为上市许可持有人提供了有关亚硝胺杂质处理的建议。指南给上市许可持有人更多时间用来评估化学合成原料药中是否存有潜在致癌性的亚硝胺杂质，还为相关生物药执行类似的评估设定了新的截止日期。要求上市许可持有人遵循三步流程，进行风险评估，如果确认存在风险，则继续进行确认性检测，如果确认存在亚硝胺杂质，须提交必须的变更申请。

2020年12月，EDQM发布新通则，为评估降血压药和其他药物中的亚硝胺杂质设定了检测方法。《欧洲药典》（EP）通则2.5.42收载了5种血管紧张素 Ⅱ 受体拮抗剂（缬沙坦、氯沙坦钾、坎地沙坦酯、厄贝沙坦和奥美沙坦酯）中亚硝胺杂质的检测方法，包括气相色谱质谱法（GC-MS），液相色谱与质谱联用法（LC-MS/MS），气相色谱与质谱联用法（GC-MS/MS）。

2021年10月和2022年2月，EMA相继发布了修订后的药物中多种亚硝胺杂质控制问答指南，介绍了上市许可持有人应如何识别和控制在药品和原料药中的亚硝胺风险，部分更新后的亚硝胺杂质限度，并提供更多关于如何评估原料药中多种亚硝胺风险。当检测到多个亚硝胺杂质时，EMA为制药商提供了2种计算方法。EMA表示，亚硝胺有多种来源，包括在生产过程中的仲胺或叔胺存在下使用亚硝酸钠或其他硝化剂；将亚硝酸钠与试剂、溶剂和催化剂结合使用；在API生产过程中使用受污染的原材料；或使用受污染的回收或再循环材料，例如溶剂、试剂和催化剂等。

## 2.2 美国FDA的指导原则沿革

2008年12月，美国FDA发布了遗传毒性杂质指南草案，该草案与EMA遗传毒性限度指南在关键原则方面相似，该草案在服药周期短于1个月的具体阶段化TTC值规定与EMA指南有所不同（表1-1）。另外，美国FDA指南草案中还包含对儿科用药中遗传毒性杂质控制的思考，建议儿科用药中可能需要设置更低的限度，但对限度水平未进行进一步的探讨。

表1-1　药物服药周期及相应的阶段TTC限度

| | TTC限度 | | | | | |
|---|---|---|---|---|---|---|
| | $120\mu g \cdot d^{-1}$ | $60\mu g \cdot d^{-1}$ | $20\mu g \cdot d^{-1}$ | $10\mu g \cdot d^{-1}$ | $5\mu g \cdot d^{-1}$ | $1.5\mu g \cdot d^{-1}$ |
| EMA用药周期 | 单剂量 | ≤1月 | 1~3月 | 3~6月 | 6~12月 | >12月 |
| 美国FDA用药周期 | <14天 | 14天~1月 | 1~3月 | 3~6月 | 6~12月 | >12月 |

2020年9月，针对药物中发现亚硝胺杂质的情况，美国FDA发布题为《人用药中亚硝胺杂质的控制》的指南，阐述了亚硝胺的可能引入因素，建议药品相关生产企业应采取适宜的方法以及有效措施来检测、降低药品中亚硝胺杂质含量，确保亚硝胺杂质含量低于可接受水平。指南中美国FDA建议原料药和制剂生产商对已批准或上市销售的产品以及待申请的产品进行风险评估，并采取适当措施减少或防止API和制剂中亚硝胺的存在。由于需要及时向药品生产企业提供相关信息，此指南为立即生效指南，但是美国FDA仍持续接受反馈意见。

2021年2月，美国FDA更新了《人用药中亚硝胺杂质的控制》指南，重新设定了药品生产厂家完成亚硝胺杂质相关检测与评估的时间表。内容包括风险评估，确证性检测，以及上报为了有效控制或减少药品中亚硝胺杂质的存在而实施的变更。

2021年11月，美国FDA发布降低药品中亚硝胺药物成分相关杂质风险的缓解策略，希望制造商使用美国FDA指南中描述的3步缓解策略来确定亚硝胺的存在，包括亚硝胺药物成分相关杂质。如果在药品中检测到不良水平的亚硝胺杂质，美国FDA鼓励药品生产商制定控制策略或设计方法将其降低到可接受水平。

2021年12月，《美国药典》（USP）正式发布了关于亚硝胺杂质的通则<1469>，提出4种分析亚硝胺杂质的方法，推出6种亚硝胺类杂质标准物质，以支持生产商和监管机构对药物供应链中潜在有害亚硝胺杂质进行检测，为评估药物中致癌物质的风险和检测水平提供了指导。通则章节列出了亚硝胺的潜在来源以及风险。该章节还参考了ICH关于致突变杂质评估和控制的M7指南，以及美国FDA和EMA用于确定可接受摄入量的程序。

## 2.3　ICH的指导原则沿革

ICH为英文The International Council for Harmonisation of Technical Requirements for Pharmaceuticals for Human Use的首字母缩写，中文通常译为"国际人用药品注册技术协调会"。ICH的使命是在全球范围内实现更大程度的协调，以确保用高效利用资源的方式开发、注册和维护药物，使药物安全、有效且高质量，同时满足高标准。自1990年成立以来，ICH逐渐发展，以应对制药行业日益全球化的发展。越来越多的监管机构应用ICH指南。自2015年10月宣布组织变革以来，ICH已经成长为一个包括18名成员和33名观察员的组织。2017年5月，我国以成员身份加入ICH，成为其全球第8个监管机构成员。2018年6月，我国当选为ICH管理委员会成员。加入管委会不仅有利于助推我国药品审评审批制度改革，也有利于扩大ICH规则国际影响，加快实现药品可及性，推动中外医药产业交流。

## 2.4 NMPA的指导原则沿革

2007年10月，国家食品药品监督管理局（CFDA）发布了第一版《药物遗传毒性研究技术指导原则》，其中重点阐述遗传毒性试验体内外试验的基本原则，并介绍标准试验组合方案，以及对试验结果的综合分析及评价。指导原则中明确适用范围包括中药、天然药物和化学药物的遗传毒性试验研究。

原则中规定"拟用于人体的药物，应根据受试物拟用适应证和作用特点等因素考虑进行遗传毒性试验"，试验属于安全性评价研究，应当执行《药物非临床研究质量管理规范》，试验应符合毒理学试验要求的"随机、对照和重复的原则"。一般应采用中试样品，如不采用中试样品，应有充分的理由。如果由于给药容量或给药方法限制，可采用原料药进行试验。原则同时讨论了体外试验和体内试验的基本要求。

2018年3月，为指导和规范药物遗传毒性研究，我国组织修订并发布了第二版《药物遗传毒性研究技术指导原则》。

2018年8月20日，由于缬沙坦原料药生产工艺中可能产生潜在遗传毒性杂质NDMA，CFDA发布了《关于缬沙坦国家标准修订稿的公示》，增订说明必须对生产工艺进行评估以确定形成NDMA的可能性，必要时需对生产工艺进行验证以说明在成品中NDMA的含量符合规定。

2019年1月23日国家药典委员会发布关于《中国药典》（CHP）2020年版四部通则修订内容的公示，其中新增《遗传毒性杂质控制指导原则审核稿》，为遗传毒性杂质控制提供研究思路。

2020年5月，国家药品监督管理局（NMPA）发布《化学药物中亚硝胺类杂质研究技术指导原则（试行）》，提出对于亚硝胺类杂质的控制应采取避免为主、控制为辅的策略。必要时，应采用适宜的分析方法对产品进行分析，以确认杂质含量符合我国药品监管部门相关指导原则或ICH M7指导原则要求。

2020年12月30日起实施的《中国药典》2020年版正式增订了《遗传毒性杂质控制指导原则》（四部通则9306），并且在《中国药典》2020年版二部各论中对缬沙坦以及雷尼替丁等相关药品均增加"生产要求"项，要求企业对生产工艺等进行评估以确定形成遗传毒性杂质的可能性并在必要时使用采用适宜的分析方法对产品进行分析保证产品质量。

## 2.5 监管法规、指导原则发布时间线

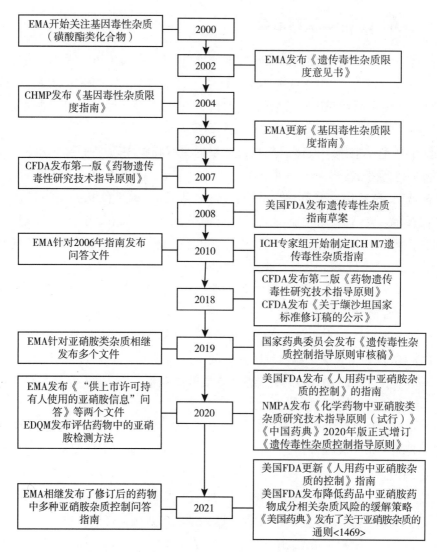

**图1-1 遗传毒性相关监管法规、指导原则发布时间线**

# 3 ICH M7遗传毒性杂质指南

ICH Q3A、Q3B、Q3C、Q3D等药学方面的指导原则对一般杂质的限度提出了控制原则，ICH S1、S2、M3等药理毒理方面的指导原则对主要活性成分的遗传毒性/致癌性及其阶段性要求提出了要求。但是有DNA反应活性的杂质因其在极低水平下即存在致突变/致癌风险性，其评价原则应不同于一般杂质及主要药效成分。ICH M7指南旨在为遗传毒性杂质的鉴别、分类、鉴定和控制（识别、暴露评估、风险控制）提供可

行性框架，并为新化合物和临床研究阶段新药及产品上市申请提供指导。我国药监部门已于2017年6月加入ICH，新药研发过程中对此类杂质的控制也要按此执行。ICH M7也适用于已获批准产品的变更评估管理，如合成路线变更致杂质水平升高或者产生新杂质。另外，如果已上市产品改变给药群体、适应证或剂量，且这类变更严重影响遗传毒性杂质致癌风险，那么该指南也适用于指导此类药物的上市申请。ICH M7吸收了EMA、美国FDA遗传毒性杂质相关法规内容，如警示结构、Ames试验、TTC值以及有阈值和无阈值化合物的限度计算等。除了质量标准中的已知杂质，对于可能存在的低于ICH 3A/3B规定的鉴定阈值的遗传毒性杂质，指南提倡采用风险评估管理。

根据上述指南，遗传毒性杂质控制可分为3个阶段：第1阶段，识别并追踪阈值相关机制有充分实验证据的遗传毒性杂质。在此阶段首先全面评价和回顾工艺路线，深入研究合成过程，建立杂质谱库。并结合数据库文献检索、（Q）SAR评估和遗传毒性试验等方法鉴定可能遗传毒性杂质，根据评估结果将杂质毒性分类，再由分类结果决定控制措施。第2阶段，确定杂质限度。在此阶段阳性致癌性数据杂质的可接受限度可通过致癌力和线性外推法计算获得。第3阶段，对识别后的杂质建立控制策略。在遗传毒性杂质分类基础上说明分类的合理性（给出文献或计算机构效评价结果及可能的警示结构），在此基础上建立杂质控制策略。

## 参考文献

［1］SZEKELY G, AMORES DE SOUSA MC, GIL M, et al. Genotoxic impurities in pharmaceutical manufacturing: sources, regulations, and mitigation［J］. Chem Rev, 2015, 115（16）: 8182-8229.

［2］ANN M. THAYER.GENOTOXIC IMPURITIES: Faced with new guidelines that many find constraining, pharmaceutical manufacturers are seeking ways to avoid or reduce harmful contaminants in drugs［J］. Chemical & Engineering News Archive, 2010, 88（39）: 16-26.

［3］SNODIN D J, ELDER D P. Short commentary on NDMA（N-nitrosodimethylamine）contamination of valsartan products［J］. Regulatory Toxicology and Pharmacology, 2019, 103（4）: 325-329.

［4］Kirkland D., Snodin D. Setting limits for genotoxic impurities in drug substances［J］. Int J Pharm Med, 2004, 18（4）: 197-207.

［5］Kroes R., Kleiner J., Renwick A. The threshold of toxicological concern concept in risk assessment［J］. Toxicol Sci, 2005, 86（2）: 226-230.

［6］EMA. Guideline on the limits of genotoxic impurities［EB/OL］.［2022-05-12］. https://www.ema.europa.eu/en/documents/scientific-guideline/guideline-limits-genotoxic-impurities_en.pdf

［7］EMA. Questions and answers on the 'Guideline on the limits of genotoxic impurities'［EB/OL］.［2022-05-12］. https://www.ema.europa.eu/en/documents/scientific-guideline/questions-answers-guideline-limits-genotoxic-impurities_en.pdf

［8］EMA. Information on nitrosamines for marketing authorisation holders［EB/OL］.［2022-05-12］. https://www.ema.europa.eu/en/documents/referral/nitrosamines-emea-h-a53-1490-information-nitrosamines-marketing-authorisation-holders-obsolete_.pdf

［9］EMA. EMA advises companies on steps to take to avoid nitrosamines in human medicines［EB/OL］. ［2022-05-12］. https：//www.ema.europa.eu/en/news/ema-advises-companies-steps-take-avoid-nitrosamines-human-medicines

［10］EMA. Questions and answers on "Information on nitrosamines for marketing authorisation holders"［EB/OL］.［2022-05-12］. https：//www.ema.europa.eu/en/documents/referral/nitrosamines-emea-h-a53-1490-questions-answers-information-nitrosamines-marketing-authorisation_en.pdf

［11］EMA. Nitrosamine impurities in human medicinal products［EB/OL］.［2022-05-12］. https：//www.ema.europa.eu/en/documents/referral/nitrosamines-emea-h-a53-1490-assessment-report_en.pdf

［12］EMA. European medicines regulatory network approach for the implementation of the CHMP opinion pursuant to article 5（3）of regulation（EC）No 726/2004 for nitrosamine impurities in human medicines［EB/OL］.［2022-05-12］. https：//www.ema.europa.eu/en/documents/referral/european-medicines-regulatory-network-approach-implementation-chmp-opinion-pursuant-article-53/2004-nitrosamine-impurities-human-medicines_en.pdf

［13］FDA. Draft guidance for industry on genotoxic and carcinogenic impurities in drug substances and products：recommended approaches；availability［EB/OL］.［2022-05-12］. https：//www.federalregister.gov/documents/2008/12/16/E8-29674/draft-guidance-for-industry-on-genotoxic-and-carcinogenic-impurities-in-drug-substances-and-products

［14］FDA. Control of nitrosamine impurities in human drugs［EB/OL］.［2022-05-12］. https：//www.fda.gov/regulatory-information/search-fda-guidance-documents/control-nitrosamine-impurities-human-drugs

［15］FDA. Control of nitrosamine impurities in human drugs［EB/OL］.［2022-05-12］. https：//www.fda.gov/media/141720/download

［16］FDA. Updates on possible mitigation strategies to reduce the risk of nitrosamine drug substance-related impurities in drug products［EB/OL］.［2022-05-12］. https：//www.fda.gov/drugs/drug-safety-and-availability/updates-possible-mitigation-strategies-reduce-risk-nitrosamine-drug-substance-related-impurities

［17］International Council for Harmonisation of Technical Requirements for Pharmaceuticals for Human Use（ICH）. Quality Guidelines Q3A（R2）. Impurities in new drug substances［EB/OL］.［2006-10-25］. http：//www.ich.org/page/quality-guidelines

［18］International Council for Harmonisation of Technical Requirements for Pharmaceuticals for Human Use（ICH）. Quality Guidelines Q3B（R2）. Impurities in new drug products［EB/OL］.［2006-06-2］. http：//www.ich.org/page/quality-guidelines

［19］International Council for Harmonisation of Technical Requirements for Pharmaceuticals for Human Use（ICH）. Quality Guidelines Q3C（R8）. Guideline for residual solvents［EB/OL］.［2021-04-22］. http：//www.ich.org/page/quality-guidelines

［20］International Council for Harmonisation of Technical Requirements for Pharmaceuticals for Human Use（ICH）. Quality Guidelines Q3D（R1）. Guideline for elemental impurities［EB/OL］［2019-03-22］. http：//www.ich.org/page/quality-guidelines

［21］International Council for Harmonisation of Technical Requirements for Pharmaceuticals for Human Use（ICH）. Safety Guidelines S1A. Need for carcinogenicity studies of pharmaceuticals［EB/OL］.［1995-

11-29］. http：//www.ich.org/page/safety-guidelines

［22］International Council for Harmonisation of Technical Requirements for Pharmaceuticals for Human Use（ICH）. Safety Guidelines S1B. Testing for carcinogenicity of pharmaceuticals［EB/OL］.［1997-07-16］. http：//www.ich.org/page/safety-guidelines

［23］International Council for Harmonisation of Technical Requirements for Pharmaceuticals for Human Use（ICH）. Safety Guidelines S1C（R2）. Dose selection for carcinogenicity studies of pharmaceuticals［EB/OL］.［2008-03-11］. http：//www.ich.org/page/safety-guidelines

［24］International Council for Harmonisation of Technical Requirements for Pharmaceuticals for Human Use（ICH）. Safety Guidelines S2（R1）. Genotoxicity studies［EB/OL］.［2011-11-9］. http：//www.ich.org/page/safety-guidelines

［25］International Council for Harmonisation of Technical Requirements for Pharmaceuticals for Human Use（ICH）. Multidisciplinary Guidelines M3（R2）. Guidance on nonclinical safety studies for the conduct of human clinical trials and marketing authorization for pharmaceuticals［EB/OL］.［2009-06-11］. https：//www.ich.org/page/multidisciplinary-guidelines

［26］International Council for Harmonisation of Technical Requirements for Pharmaceuticals for Human Use（ICH）. Multidisciplinary Guidelines M7（R1）. Assessment and control of DNA reactive（mutagenic）impurities in pharmaceuticals to limit potential carcinogenic rick［EB/OL］.［2017-03-31］. https：//www.ich.org/page/multidisciplinary-guidelines

# 第二章 遗传毒性杂质评估策略

## 1 风险控制管理原则

质量风险管理是指对整个生命周期中药品（医疗）产品存在的质量风险进行评估，控制，沟通和检讨的一个系统性过程。风险控制包括制订决策来减少和/或接受风险。风险控制的目的要让风险达到一个可接受的水平。风险控制的努力程度应该与风险的重要性成比例。包括得失分析，决策者应使用不同的过程来了解风险控制的最佳水平。

当风险超过一个可接受水平的时候，为缓和或避免定性风险所开展的程序即是减少风险的活动。减少风险的方式包括采取行动来降低风险出现的严重性和可能性。在实行减少风险的办法时，新的风险可能引入系统之内，也可能引起其他已存在风险的危险性增加。因此，再次进行风险评估来确认及评价任何也是可能导致风险改变的行为。

接受风险是一种风险控制的决策，可能是一种接受剩余风险的正式决策，或者可能是一种当未指明剩余风险时的被动决策。对于一些类型的危险，即使是最好的质量风险管理活动也不可能完全地消除风险。在这些情况下，可应采用最佳的质量风险管理策略来将质量风险被减少到一个可接受的水平。这个可接受的水平将会仰赖于许多参数，并且应该根据不同的情况来决定。

### 1.1 风险管理的一般过程

在ICH Q9指导原则中用图表描述了一个质量风险管理的模型（图2-1）。

框图中的每个步骤的重点可能会随着具体情况发生变化，但是每个评估过程都会对所有的元素进行整体考虑。因为决策会在过程中的任何点发生，所以图2-1中并没有标示出决策点。基于决策支持数据，这些决策可能要回到早先的步骤来找寻进一步的数据，也可能要调整风险模型，甚至结束风险管理过程。

### 1.2 风险评估

风险评估（risk assessment）包括危险的确认及对由于暴露这些危险所产生的风险的分析和评估。步骤包括风险确认，风险分析和风险评价。质量风险评估开始于定义

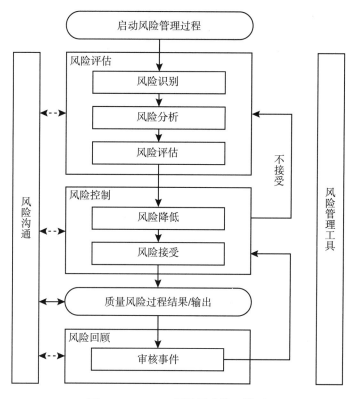

**图2-1　ICH Q9质量风险管理模型**

明确的问题或风险问题。出于风险评估的目的，三个基本原则问题时常是有助于清晰地定义风险：

- 可能出什么问题？
- 出问题的可能（可能性）有多大？
- 结果是什么（严重性）？

为了明确与风险问题或问题描述相关的危险，风险确认（risk identification）是信息的一种系统性使用。数据可包括历史性数据，理论上的分析，明智的观点，以及风险参与者的关注。风险的确认表达的是"可能出什么问题"的问题，包括确认可能的后果。这些为进一步的质量风险管理过程提供了基础。

风险分析（risk analysis）是来估计与已确认危险相关的风险。它是把重点集中在第二和第三问题上的过程，寻求在风险确认中的出现风险的可能性及发现他们一种能力。

风险评价（risk evaluation）是依据给定的风险标准对已确认的及被分析的风险进行比较。可以使用一个定性或定量的过程来确定风险的可能性和严重性。风险评价应该考虑到三个基本问题中的所有证据的强度。

风险评估的输出结果不是对风险的定量估计就是对风险范围的定性描述。当将风险定量表达时，用从0~1（0%~100%）来数字化表达其可能性范围。作为另一种选择，风险也能被定性语言表达出来，如"高""中"或"低"，并且他们应该用尽可能多的细节中来定义。在定量的风险评估中，在给定一系列风险产生环境后，风险估计能够提供特定结果的可能性。因此，定量风险评估对一次特定的结果是有用的。作为另一种选择，一些风险管理工具使用一种相对的风险标准来将多种严重性和可能性的水平结合成一个相对风险的全面评估。在评判过程的中间步骤中有时会使用定量的风险评估。

### 1.3　风险控制

风险控制着眼于以下问题：

风险是否在一个可接受的水平上面吗？

可以做什么来减少、控制或除去风险？

在利益、风险和资源之间适当的平衡是什么？

在控制已识别的风险时是否会引入新的风险？

当风险超过一个可接受水平的时候，风险降低（risk reduction）应是着眼于为缓和或避免质量风险的过程。风险降低可能包括减少危险出现的严重性和可能性的行动。在实行减少风险的办法时，新的风险可能引入系统之内，或者可能引起其他已存在风险重要性的增加。因此，再次进行风险评估来确认及评价任何可能的风险改变的行为可能是适当的。

接受风险（risk acceptance）是一种接受风险的决策。接受风险可能是一种接受剩余风险的正式决策，或者可能当未指明剩余风险时的一种被动决策。对于一些类型的危险，即使是最好的质量风险管理活动也不可能完全地消除风险。在这些情况下，可能应采用最佳的质量风险管理策略来将质量风险被减少到一个可接受的水平。这个可接受的水平将会仰赖于许多参数，并且应该根据不同的情况来决定。

## 2　药品中遗传毒性杂质的评估

原料药的合成涉及起始反应物、试剂、溶剂、催化剂等。因化学反应和终产物降解，原料药和制剂中均会存在杂质。遗传毒性杂质的来源同样非常广泛，主要包括原料药的生产过程，如起始原料、反应物、催化剂、试剂、溶剂、中间体、副产物、降解产物等。除此之外，原料药和制剂生产的设备、包装材料和环境污染等方面也可能引入遗传毒性杂质。ICH M7指导原则中提出，针对合成过程中产生的杂质，应对原料药中包括从起始原料到原料药的合成路线中产生的杂质进行致突变性风险评估，包括起始原料和中间体中已鉴定的杂质，以及合理预测从起始原料到原料药的合成路线中产生的副产物；而针对降解产生的杂质，则要求对包括原料药在拟定的长期储藏条件下以及带内包装和外包装储藏期间观察到的超过报告限度的降解产物，及可能存在的潜在降解产物进行致突变性危害风险评估。

## 2.1 有机杂质

对于新药以及已上市药品中的痕量遗传毒性杂质的研究近年来引起了广泛关注。随着药品审评机构逐渐加强和完善对于杂质研究特别是其遗传毒性的毒理学方面的研究要求，制药企业能否对药品进行充分和深入的遗传毒性杂质研究成为药品能否获批上市的关键因素之一。根据欧洲药品质量管理局每年发布的上一年度申报资料中存在的十大常见缺陷问题报告中可以看出，备受关注的遗传毒性杂质多为有机杂质，研究不充分是许多制药企业面临的挑战之一，具体表现在以下几点：①对工艺路线中所涉及的遗传毒性杂质来源评估不全面。表现为没有全面考虑起始物质、试剂、溶剂等可能引入的遗传毒性物质，对工艺过程中可能产生的遗传毒性杂质评估不充分等。②遗传毒性杂质的结构和毒性评估不充分。表现为在建立质量标准时，没有充分评估杂质是否具有遗传毒性或致癌性风险等。③对遗传毒性杂质的控制不充分。表现为在制定限度标准时将遗传毒性杂质等同于一般杂质处理等。

充分的遗传毒性杂质研究需要克服以上挑战，因此需要结合指导原则，从遗传毒性杂质的来源、结构、分类等方面进行评估，确定合成工艺或降解过程中可能产生的遗传毒性杂质，对其进行充分的遗传毒性风险评估后制定合理的限度标准，并在充分理解产品质量和工艺原理基础上，采取高效可行的控制策略，将原料药及制剂中的遗传毒性杂质控制在可接受限度以下。

推荐的评估步骤为：①通过对药物合成、生产及贮存过程进行分析，鉴别并分离出其中可能引入的潜在遗传毒性杂质。②通过数据库文献检索、（定量）构效关系［（Q）SAR］评估和体内外相关毒理学试验对可能存在的遗传毒性杂质进行危害评估与分类。③结合相关指南及法规，确定遗传毒性杂质可接受的限度标准。④根据遗传杂质的理化性质及结构特点，建立完备的杂质谱和专属性强、灵敏度高、稳定性好的分析方法，并进行方法学验证。⑤结合可接受的限度水平，通过对反应起始物料及溶剂进行筛选，重新设计合成途径、优化相关工艺步骤及其关键工艺参数、建立中间体验收标准等手段，去除或者将遗传毒性杂质降低至可接受的限度以内；同时对限度标准以及控制策略的合理性和有效性进行验证。以上各个步骤并不是按部就班、各自独立的，在实际工作中各步骤常常是彼此关联，互相影响的，需要综合考虑各方面的影响。

## 2.2 无机杂质

药品中的无机杂质多为元素杂质。药品中的元素杂质有多种来源；它们可能是在合成中有意添加的催化剂的残留，也可能是实际存在的杂质（如：与生产设备或包装系统相互作用产生的杂质或药品各个组分中存在的杂质）。因为元素杂质不能为患者提供任何治疗作用，所以它们在药品中的含量需要被控制在可接受的限度范围内。

ICH Q3D（元素杂质指导原则）分为三个部分：评估潜在元素杂质的毒性数据；确定每一种有毒元素的每日允许暴露量（PDE）；以及运用基于风险的方法控制药品中的元素杂质。指导原则中采用了ICH Q9中所述的风险管理原则来评估和控制药品中元素杂质的方法。该方法为开发基于风险的药品中元素杂质的控制策略提供了平台。

根据元素的毒性（PDE的大小）及其在药品中出现的可能性将元素分为3类。1类：元素砷As、镉Cd、汞Hg和铅Pb是对人体有毒的物质，在药品生产中应限制使用或禁用。在药品中出现的这类元素通常来自常用物料（如：矿物质辅料）。2类：这类元素通常被认为是给药途径依赖型的对人体有毒的物质。根据它们出现在药品中的相对可能性，进一步分成2A亚类和2B亚类。2A类类元素出现在药品中的相对可能性高，2A类元素包括：钴Co、镍Ni和钒V。2B类类元素丰度较低并且与其他物料共生的可能性较低，因此出现在药品中的概率较低。2B类元素包括：银Ag、金Au、钯Pd、铂Pt、铑Rh和铊Tl等。3类：此类元素口服给药途径的毒性相对较低（高PDE值，通常 $>500\,\mu g \cdot d^{-1}$），但在吸入和注射给药途径的风险评估中仍需考虑其毒性。此类元素包括：钡Ba、铬Cr、铜Cu、钼Mo和锡Sn等；其他元素：由于固有毒性低和（或）区域监管的差异，有些元素杂质的PDE值未被确定，ICH Q3D指导原则未涉及此类元素。

## 2.3　残留溶剂

药物中的残留溶剂在此定义为在原料药或辅料的生产中以及制剂制备过程中使用或产生的有机挥发性化合物。这些溶剂在实际生产技术中不能完全除去。选择适当的溶剂合成原料药可提高收率或决定药物的性质，如晶型、纯度和溶解度。因此，溶剂有时可能是合成工艺的关键因素。

ICH Q3C（杂质：残留溶剂指导原则）指出由于残留溶剂没有治疗益处，故应尽可能除去所有残留溶剂，以符合制剂质量标准、生产质量管理规范（GMP）或其他质量要求。并对根据其可接受程度对残留溶剂进行了分类，包括一些已知会引起不可接受的毒性的溶剂（1类）；一些毒性较不严重的溶剂（2类）；低毒溶剂（3类）。

与遗传毒性杂质类似，在对残留溶剂进行分类时使用了了基于风险评估的原则。其中1类溶剂属于应避免的溶剂，包括：已知的人体致癌物，强疑似人体致癌物，以及环境危害物，主要有苯（2ppm，致癌物）、四氯化碳（4ppm，有毒和危害环境）、

1，2-二氯乙烷（5ppm，有毒）、1，1-二氯乙烯（8ppm，有毒）和1，1，1-三氯乙烷（1500ppm，危害环境）。

2类溶剂属于应限制的溶剂，包括：非遗传毒性动物致癌物质，或可能导致其他不可逆毒性如神经毒性或致畸性的溶剂，以及可能有其他严重但可逆的毒性的溶剂。在建立暴露限度的方法时同样使用了与遗传毒性杂质类似的"每日允许暴露量（PDE）"的评估方法。最新版ICH Q3C中的2类溶剂及其PDE值见表2-1。

表2-1 ICH Q3C中的2类溶剂及其PDE值

| 溶剂 | PDE（mg·d$^{-1}$） | 浓度限度（ppm） |
|---|---|---|
| 乙腈 | 4.1 | 410 |
| 氯苯 | 3.6 | 360 |
| 三氯甲烷 | 0.6 | 60 |
| 异丙基苯 | 0.7 | 70 |
| 环己烷 | 38.8 | 3880 |
| 环戊基甲基醚 | 15.0 | 1500 |
| 1，2-二氯乙烯 | 18.7 | 1870 |
| 二氯甲烷 | 6.0 | 600 |
| 1，2-二甲氧基乙烷 | 1.0 | 100 |
| N，N-二甲基乙酰胺 | 10.9 | 1090 |
| N，N-二甲基甲酰胺 | 8.8 | 880 |
| 1，4-二噁烷 | 3.8 | 380 |
| 2-乙氧基乙醇 | 1.6 | 160 |
| 乙二醇 | 3.1 | 310 |
| 甲酰胺 | 2.2 | 220 |
| 己烷 | 2.9 | 290 |
| 甲醇 | 30.0 | 3000 |
| 2-甲氧基乙醇 | 0.5 | 50 |
| 甲基丁基酮 | 0.5 | 50 |
| 甲基环己烷 | 11.8 | 1180 |
| 甲基异丁基酮 | 45 | 4500 |
| N-甲基吡咯烷酮 | 5.3 | 530 |
| 硝基甲烷 | 0.5 | 50 |
| 吡啶 | 2.0 | 200 |
| 环丁砜 | 1.6 | 160 |
| 叔丁醇 | 35 | 3500 |
| 四氢呋喃 | 7.2 | 720 |
| 四氢萘 | 1.0 | 100 |
| 甲苯 | 8.9 | 890 |
| 1，1，2-三氯乙烯 | 0.8 | 80 |
| 二甲苯 | 21.7 | 2170 |

## 3 其他领域遗传毒性物质的评估

遗传毒性物质不仅会以化合物杂质的形式存在，也会在不同领域以不同的形式存在，比如会在食品、化妆品中以不同形式出现。针对上述遗传毒性物质的评估也有相应的法规文件可以参考，其基本原则也是在风险评估的基础上合理设置每日允许暴露量（PDE），在产品（生产）中加以必要控制。

食品中的遗传毒性致癌物既可能是天然食品成分（如亚硝酸盐），也可能来自食品加工和生产过程中的污染（如黄曲霉毒素，丙烯酰胺，多环芳烃和杂环胺）。食品中的遗传毒性致癌物给人类食品安全带来了严重的威胁，同时也给监管机构和食品企业带来了很多挑战。食品安全风险评估是指食品中各种危害（化学的、生物的、物理的）对人体产生的已知的或潜在的不良健康作用的可能性的科学评估，任务是得出各种危害对健康造成不良作用的性质以及最大安全暴露量。

联合国粮农组织/世界卫生组织（FAO/WHO）食品添加剂联合专家委员会（Joint FAO/WHO Expert Committee on Food Additives，JEFCA）、欧洲食品安全局（European Food Safety Authority，EFSA）、美国FDA等监管和咨询机构，对如何评估食品中遗传毒性致癌物的潜在风险提出了一些指导意见。目前，遗传毒性致癌物风险评估的方法主要有以下4种：尽可能低作用水平（as low as reasonably achievable，ALARA）、毒理学关注阈值（TTC）、低剂量外推以及暴露限值（margin of exposure，MOE）。

其中较为常用的是TTC法，但TTC并非适用于所有的化学物，高潜能致癌物（黄曲霉毒素样化学物、氧偶氮类化学物、N-亚硝基化学物、联苯胺、肼）、无机物、金属及有机金属化合物、蛋白质、类固醇、已知或预知具有生物蓄积性的物质、纳米材料、放射性物质、具有未知化学结构的混合物等不能用TTC方法。

对于具有遗传毒性警示结构的化学物，若没有动物致癌数据或没有得出剂量–反应关系数据，可使用 $0.0025\,\mu g \cdot kg^{-1}$ BW的TTC进行筛选评估。若暴露量低于该值，对于任何毒性未知的遗传毒性警示结构化学物，其理论上计算的致癌风险在人群中低于 $10^{-6}$ 的概率约86%~97%，即健康风险可以接受。TTC方法能够将有限的资源放到对人体健康有较大潜在危害的化合物毒性研究和评价上。

根据《化妆品安全技术规范（2015年版）》的要求，在配方要求中明确规定：化妆品配方不得使用规范所列的化妆品禁用组分。若技术上无法避免禁用物质作为杂质带入化妆品时，国家有限量规定的应符合其规定；未规定限量的，应进行安全性风险评估，确保在正常、合理及可预见的适用条件下不得对人未规定限量的，应进行安全性风险评估，确保在正常、合理及可预见的适用条件下不得对人体健康产生危害。其中有明确限值要求的有害物质包括：汞（1ppm，含有机汞防腐剂的眼部化妆品除外）、铅（10ppm）、砷（2ppm）、镉（5ppm）、甲醇（2000ppm）、二噁烷（30ppm）和石棉（不得检出）。

## 参考文献

［1］李钧，李志宁.药品质量风险管理［M］.北京：中国医药科技出版社，2011：1.

［2］International Council for Harmonisation of Technical Requirements for Pharmaceuticals for Human Use（ICH）. Quality Guidelines Q9. Quality risk management［EB/OL］.［2005-11-9］. http：//www.ich. org/page/quality-guidelines

［3］International Council for Harmonisation of Technical Requirements for Pharmaceuticals for Human Use（ICH）. Multidisciplinary Guidelines M7（R1）. Assessment and control of DNA reactive（mutagenic）impurities in pharmaceuticals to limit potential carcinogenic rick［EB/OL］.［2017-03-31］. https：//www. ich.org/page/multidisciplinary-guidelines

［4］Top ten deficiencies, New Applications for Certificates of Suitability（2011）［EB/OL］.（2012-06）［2020-02-03］. http：//www.edqm.eu/medias/fichiers/paphcep_12_15.pdf.

［5］International Council for Harmonisation of Technical Requirements for Pharmaceuticals for Human Use（ICH）. Quality Guidelines Q3D（R1）. Guideline for elemental impurities［EB/OL］.［2019-03-22］. http：//www.ich.org/page/quality-guidelines

［6］International Council for Harmonisation of Technical Requirements for Pharmaceuticals for Human Use（ICH）. Quality Guidelines Q3C（R8）. Guideline for residual solvents［EB/OL］.［2021-04-22］. http：//www.ich.org/page/quality-guidelines

［7］肖潇，隋海霞.食品中遗传毒性致癌物风险评估方法研究［J］.中国食品卫生杂志，2018（4）：425.

［8］O'BRIEN J, RENWICK A G, CONSTABLE A, et al. Approaches to the risk assessment of genotoxic carcinogens in food：a critical appraisal［J］. Food Chem Toxicol, 2006, 44（10）：1613-1635.

［9］CHEESEMAN M A, MACHUGA E J, BAILEY A B. A tiered approach to threshold of regulation［J］. Food Chem Toxicol, 1999, 37（4）：387-412.

［10］国家药品监督管理局.化妆品安全技术规范（2015年版）［EB/OL］.（2015-12-23）［2016-12-01］. https：//www.nmpa.gov.cn/directory/web/nmpa/images/MjAxNcTqtdoyNji6xbmruOa4vbz+LnBkZg==.pdf

# 第三章 药品中遗传毒性杂质评估策略

## 1 潜在风险及来源识别

根据 ICH M7 和《中国药典》相关指导原则，笔者梳理了药品中遗传毒性杂质全流程评估决策树，见图 3-1。

遗传毒性杂质来源广泛，主要包括原料合成工艺中的使用到的起始物料、试剂及溶剂、催化剂等，以及反应过程中产生的中间体、反应副产物、辅料杂质、降解杂质等。除此之外，生产设备、包装材料和环境污染等方面也可能引入遗传毒性杂质。遗传毒性杂质可能的来源见图 3-2。

其中化学合成是遗传毒性杂质的重要来源之一，下面以含氮化合物的合成为例说明遗传毒性杂质是如何产生的。氮元素与碳、氢、氧一样在小分子药物中起着重要作用，超过 75% 上市药物中含氮杂环部分。含氮杂环化合物在生命科学中非常重要，因为它们在自然界中含量丰富，作为亚基存在于多种天然产物中，例如维生素、激素和抗生素、一些具有代表性的生物碱和其他含氮天然产物等。科学家开发了多种方法来有效地合成含氮药物。

合成中有多种试验涉及含氮分子，包括氮原子上的烃化反应、氮原子上的酰化反应、还原胺化反应、酰胺的还原、硝化反应和亚硝化反应以及成环反应等，其中可能会形成 N-羟甲基衍生物、氮丙啶类、肼、偶氮、异氰酸酯、N-亚硝基取代物及叠氮化物等潜在遗传毒性致癌性杂质。

合成实验中可能会使用亚硝酸作为亚硝化试剂，与芳香胺反应生成重氮盐，但是当反应体系中存在脂肪胺时，可能会不可避免的形成 N-亚硝基遗传毒性杂质。

很多时候，药物分子的合成过程中会避免直接使用生成 N-亚硝基化合物的试剂，例如二甲胺与亚硝酸等，但是有时会使用含有此类杂质的化合物，从而间接形成产生 N-亚硝基杂质的环境。科学家已经发现的包括合成中使用叠氮化钠，为了淬灭而使用的亚硝酸钠，以及在 N,N-二甲基甲酰胺溶剂中存在的二甲胺。尽管他们的量很小，但是在酸性条件下可能会产生 N-亚硝基杂质。

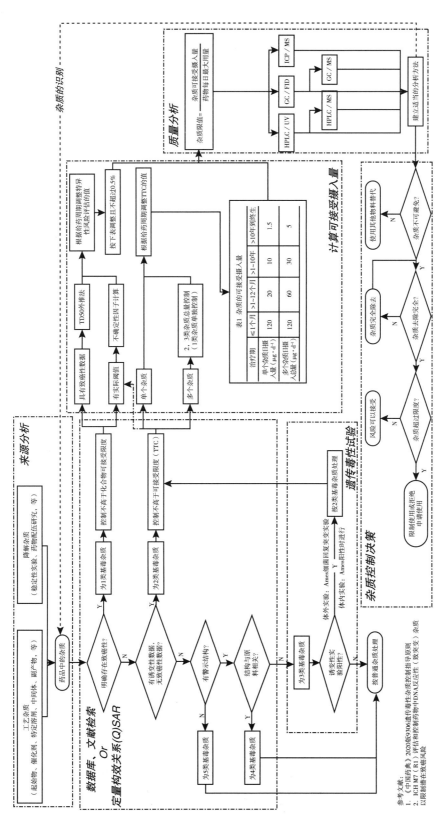

图 3-1 药品中遗传毒性杂质全流程评估决策树

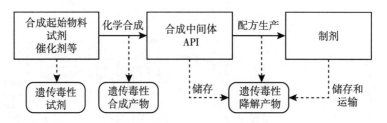

图3-2　遗传毒性杂质的来源

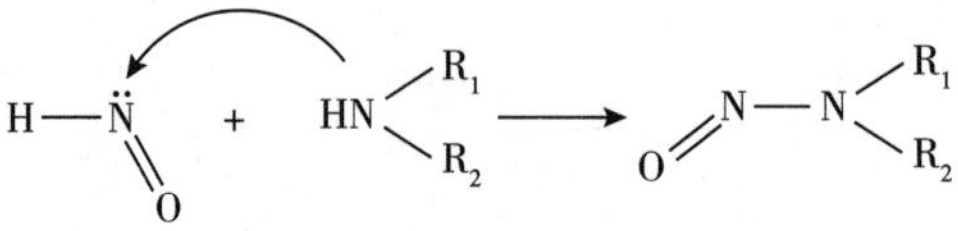

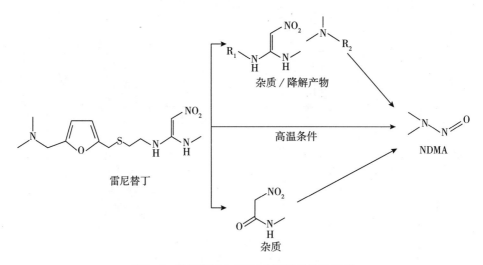

图3-3　亚硝基的合成路线

同时，对于有些原料药，例如雷尼替丁，研究发现其本身在高温条件下会产生遗传毒性杂质NDMA，同时其中存在的一些已知杂质或降解产物也会在特定条件下产生遗传毒性杂质。研究人员必须对此类药物进行全方位的风险评估，从原料、生产、储存各方面保证其质量。

图3-4　雷尼替丁中NDMA可能的产生途径

由于合成过程中可能会无法避免的用到具有遗传毒性的起始物料或者反应试剂，因此必然需要对其带入原料药的风险进行评估。ICH M7指导原则中提出，针对合成过程中产生的杂质，应对原料药中包括从起始反应原料到最终原料药的合成路线中的起始物料、试剂和中间体中的产生的杂质进行致突变性风险评估，包括起始原料和中间体中已鉴定的杂质，以及合理预测从起始原料到原料药的合成路线中产生的副产物。在较长合成路线较早合成步骤中产生的杂质，由于经过多级清除，残留在终产物的可能性较小，因此可以忽略；而对于在原料药合成路线后期才引入的起始物料（起始物料的合成路线已知），应评估起始物料合成的最终步骤中的潜在致突变杂质并进行控制。因此，在确定工艺流程中某一步骤的风险并提供依据之后，可以在此节点之后进行潜在致突变性杂质的评估。

针对降解产生的杂质，则要求对包括原料药在拟定的长期储藏条件下以及带内包装和外包装储藏期间观察到的超过ICH Q3A报告限度的降解产物，以及可能存在的潜在降解产物进行致突变性危害风险评估。

如前所述，$H_2$受体拮抗药物雷尼替丁中含有已明确的致癌物NDMA，通过对雷尼替丁原料整个合成路线的分析，评估了可能引入NDMA的工艺环节：①使用了供应商所提供的受污染的起始物料和中间体：供应商所用的工艺或原料可能会生成亚硝胺杂质，而原料生产使用了亚硝酸钠（$NaNO_2$）或其他亚硝酸类物料，在同一个或不同工艺步骤（如果可能带入下一步）中又存在仲胺、叔胺或季铵盐。②生产工艺引入：在生产过程中如果存在加热，加湿，或存在高温高湿的情况，均有可能造成物料降解，进而导致NDMA杂质的产生。③使用了回收物料（例如溶剂、试剂和催化剂），包括回收外包给第三方，而第三方并不了解其所加工物料的成分时，并且一般情况下使用非专用设备进行回收时。④原料存放过程中，产生NDMA杂质：某些情况下原料存放过程中NDMA会出现增长，可能为温度原因导致，但尚未有具体研究证明。⑤使用了某些含有NDMA的包装材料：通过药物迁移有可能由包装材料引入NDMA杂质。以上各工艺环节都有可能成为终产物雷尼替丁中NDMA的来源。

# 2 遗传毒性评估

## 2.1 遗传毒性杂质分类

1970年，Miller夫妇（James A. Miller 和 Elizabeth C. Miller）在研究"烷化剂"和"酰化剂"的致癌性的基础上，首先提出了著名的化合物致癌的"亲电理论"。在构成DNA的四个碱基（A，T，G，C）中，有很多的亲核位点，比如嘧啶环和嘌呤上的N和O等，这些位点可以与亲电试剂（如烷基化试剂、酰基化试剂等）反应而产生不可逆的变化，从而引起基因突变，而基因突变是诱发癌症的重要原因。在Miller夫妇提出"亲电理论"后，John Ashby在19世纪80年代提出了致癌性的警示结构（Structural Alerts，SAs）的概念，含有这些结构的化合物就存在与DNA发生作用的可能，进而可能诱发癌症。Ashby等人总结提出了18种警示结构的模型，并将这些结构特征整合到一个"超级致癌物"的虚拟分子结构中（图3-5）。在缺乏杂质安全性数据支持的情况下，EMA、美国FDA以及ICH发布的指导原则中均将警示结构作为区分普通杂质和潜在遗传毒性杂质的主要标志。对于含有警示结构的杂质，应当进行（定量）构效关系［（Q）SAR］预测和体内外遗传毒性和致癌性研究，或者将杂质水平控制在毒理学关注阀（TTC）之下。

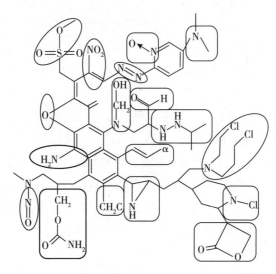

图3–5 "超级致癌物"虚拟分子结构

参考国际相关分类方法，目前根据致突变和致癌风险危害程度可将杂质分为以下5类：1类杂质指已知有致突变性的致癌物质；2类杂质指致癌性未知的已知致突变性物质；3类杂质指含有警示结构，与原料药结构无关，无致突变性数据的物质；4类杂质指含有警示结构，与原料药或与原料药相关的物质具有相同的警示结构的物质，且原料药或与原料药相关的物质经测试为无致突变性的物质；5类杂质指无警示结构，或有充分的数据证明警示结构无致突变性或致癌性的物质。

## 2.2 杂质遗传毒性评估方法

参照ICH M7和EMA指南推荐的评估步骤（图3–6），对于已确证结构的杂质的潜在遗传毒性评估可分为以下几步。

**第一步：数据库、文献检索评估**。通过检索相关的毒理学数据库和文献，获取相应的毒理学数据。用于判断化合物遗传毒性的数据库包括：TOXNET毒理学数据库（https：//toxnet.nlm.nih.gov/）、CPDB数据库（https：//toxnet.nlm.nih.gov/newtoxnet/cpdb.htm）、化学物质毒性数据库（https：//www.drugfuture.com/toxic/）等，也可通过Scifinder或Pubmed等数据库提供的化合物毒性数据对杂质进行遗传毒性分析。对于已知诱变性及致癌性的杂质，可按照1、2或5类遗传毒性杂质定义进行分类。毒理学数据库信息详见表3–1。

**表3-1 毒理学数据库**

| 数据库 | 特点 |
|---|---|
| ATSDR | 公开，毒性物质及疾病登记，包括危害性评价的毒理学研究资料 |
| CCRIS | 公开，包括化学致癌物、结构及试验数据，1985-2011阶段研究 |
| CPDB | 公开，1980-2011，致癌性数据库 |
| DSSTox | 公开，可按结构查询的毒性数据库，包括来自CPDB, ISSCAN等数据库的信息 |
| ECHA | 公开，欧洲化学品信息 |
| EX Pub | 商用，包括Gene-Tox和CCRIS |
| Gene-Tox | 公开，美国环保局公布、经专家审评过的3000种化学物质的致突变性研究结果 |
| IARC | 公开，美国国立癌症研究所 |
| IPS INCHEM | 公开，国际化学品安全性项目总结 |
| IRIS | 公开，美国环保署用以人群健康风险评价，着重在危害确认及剂量反应关系评价 |
| ISSCAN | 公开，化学致癌物，包括结构及试验数据 |
| JECDB | 公开，日本现有化学品数据库，包括高生产容量化学品（High production volume chemicals） |
| Leadscope | 商用，遗传毒性及致癌性数据 |
| MultiCASE | （Q）SAR模型练习数据，包括美国FDA、GENETOX、NTP、CCRIS and IARC. 等公开及受知识产权保护的致突变性及致癌性数据 |
| NTP | 公开，美国国家毒理研究计划 |
| PAN | 公开，杀虫剂数据库 |
| Pharma Pendium | 商用，美国FDA及EMA批准文件中的毒性数据 |
| RTECS | 商用，包括3724种化合物的10517项致癌性研究及13343种化合物的46385项致突变性研究。 |
| ToxNet/ChemID Plus | 公开，来自CCRIS，GENE-TOX，CPDB的信息 |
| TRACE from BIBRA | 商用，来自毒理及营养学杂志、官方及监管部门发表文章及评价信息 |
| VITIC from Lhasa Limited | 商用，15000项致癌试验及95000项Ames结果，包括美国国立癌症研究所（IARC），欧洲化学品管理局（IUCLID）及美国国家毒理研究计划（NTP）的信息 |

**第二步：（定量）构效关系[（Q）SAR]评估。**即根据化合物现有资料、化学结构和对细菌回复突变试验的预测结果对化合物进行分类。如果没有相关数据及文献对杂质进行遗传毒性危害评估，则应筛查该杂质是否含有致突变性或致癌性的警示结构，并结合（Q）SAR对其遗传毒性进行进一步的分析。欧盟药品审评局（EMEA）和美国FDA指南草案均认为（Q）SAR是一种评估潜在遗传毒性的有效的方法。在评估过程中需采用2种预测原理互补的（Q）SAR方法，一种基于专家规则，一种基于统计学。目前应用较为广泛的基于专家规则的软件有Derek Nexus、Leadscope expert Alerts、MultiCASE、ToxTree等，基于统计学规则的软件有Sarah Nexus、Leadscope、TOPKAT、MultiCASE、Case Ultra等。采用（Q）SAR模型应遵循经济合作与发展组织建立的验证原则进行验证，并根据已有知识经专家审核计算机分析结果。如果两个互

补的（Q）SAR方法预测结果均没有警示结构，则可以认为该杂质没有致突变性，不建议做进一步的检测。对计算机系统得到的任何阳性、阴性、相互矛盾或无法得出结论的预测结果，如有必要，可由专家进行综合评估，提供进一步支持性证据，合理论证并得出最终结论（表3-2）。

**表3-2　以专家规则（rule）为基础和以统计学（Statistical）为基础的互补模拟系统**

| 供应商 | 工具 | 方法学 |
| --- | --- | --- |
| Lhasa Limited（UK） | Derek Nexus | 专家规则 |
| | Sarah Nexus | 统计学 |
| MultiCASE Inc（USA） | CASE Ultra statistical-based | 统计学 |
| | CASE Ultra rule-based | 专家规则 |
| Leadscope Inc（USA） | Leadscope statistical-based | 统计学 |
| | Leadscope rule-based | 专家规则 |
| Istituto di Ricerche Farmacologiche Mario Negri IRCCS（Italy） | CAESAR | 统计学 |
| | SARPY | 专家规则 |
| | KNN | 统计学 |
| LMC-Bourgas University（Bulgaria） | TIMES_AMES | 专家规则 |
| Istituto Superiore di Sanita（Italy） | Toxtree | 专家规则 |
| Prous Institute（Spain） | Symmetry | 统计学 |
| Swedish Toxicology Science Research Center（Sweden） | AZAMES | 统计学 |
| Fujitsu Kyushu Systems Limited（Japan） | ADMEWORKS | 统计学 |
| IdeaConsult Ltd.（Bulgaria） | AMBIT | 统计学 |
| Molecular Networks GmbH and Altamira LLC（USA） | ChemTune ToxGPS | 统计学 |
| Simulations Plus，Inc（USA） | ADMET predictor | 统计学 |

**第三步：遗传毒性试验评估。** 遗传毒性试验可用于检测体细胞诱变剂、生殖细胞诱变剂和潜在的致癌物。根据试验检测的遗传终点，可分为三大类，即基因突变、染色体畸变、DNA损伤；根据试验系统，可分为体内试验和体外试验。没有任何单一遗传毒性试验方法能检测出所有的与肿瘤发生相关的遗传毒性机制，因此，通常采用体外和体内试验组合的方法，以全面评估受试物的遗传毒性风险。这些试验相互补充，对结果的判断应综合考虑。遗传毒性试验应依据ICH S2（R1）指南并遵循OECD遗传毒性试验指导原则的要求设计合理的体内外相关试验。有以下两种标准试验组合推荐，两种组合同等适合，可根据受试物特点自主选择。

组合一：

（1）一项细菌回复突变试验；

（2）一项染色体损伤的体外哺乳动物细胞遗传学试验（体外中期相染色体畸变试验或体外微核试验），或一项体外小鼠淋巴瘤tk基因突变试验；

（3）一项体内遗传毒性试验，通常为采用啮齿类动物造血细胞进行的染色体损伤试验，用于检测微核或中期相细胞染色体畸变。

组合二：

（1）一项体外细菌回复突变试验；

（2）采用两种不同组织/终点进行的体内遗传毒性试验，通常是一项啮齿类动物造血细胞微核试验及第二项体内试验。

建议采用标准试验组合中推荐的试验并不意味着其他遗传毒性试验不适用，如果由于技术原因而无法进行的标准组合中的一个或多个试验的情况下，也可采用经过验证的其他试验方法。对于遗传毒性实验呈阳性的结果，在结合其他药学研究数据排除了假阳性的情况下可判断该杂质具有遗传毒性，为1类或2类杂质，若为阴性，则可判断该杂质为4类或5类杂质（图3-6）。

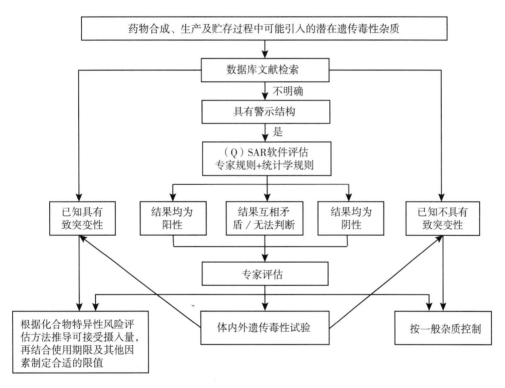

**图3-6 遗传毒性杂质评估步骤**

## 2.3 杂质遗传毒性评估实例说明

### 2.3.1 文献报导为可能阳性的化合物的遗传毒性评估

曲唑酮（Trazodone）是四环类非典型抗抑郁药，适用于抑郁症和伴随抑郁症状的焦虑症以及药物依赖者戒断后的情绪障碍。顽固性抑郁症患者经其他抗抑郁药治疗无效，使用本品往往有效，本品尤其适用于老年性抑郁症或伴发心脏疾患的患者。

#### 2.3.1.1 数据库与文献检索

印度的Nandigam Venugopal等人在文献中表示曲唑酮的杂质F可能具有一定的遗传毒性，并在文献中给出了曲唑酮的典型合成途径。

#### 2.3.1.2 警示结构筛查

盐酸曲唑酮杂质F（结构式见图3-7）含有卤代烷取代基的明确警示结构。

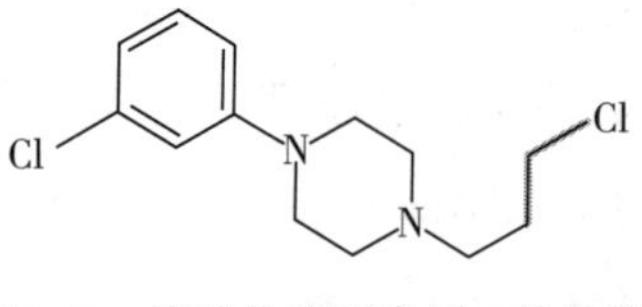

图3-7 盐酸曲唑酮杂质F的结构式

#### 2.3.1.3 （Q）SAR软件预测

采用原理互补的（Q）SAR软件（Derek和Sarah）验证预测，具体结果见图3-8。

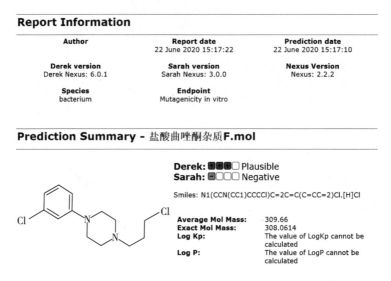

## ICH M7 Report

### Report Information

| Author | Report date | Prediction date |
| --- | --- | --- |
| | 22 June 2020 15:17:22 | 22 June 2020 15:17:10 |
| **Derek version** | **Sarah version** | **Nexus Version** |
| Derek Nexus: 6.0.1 | Sarah Nexus: 3.0.0 | Nexus: 2.2.2 |
| **Species** | **Endpoint** | |
| bacterium | Mutagenicity in vitro | |

### Prediction Summary - 盐酸曲唑酮杂质F.mol

**Derek:** ▨▨▨☐ Plausible
**Sarah:** ☐☐☐☐ Negative

Smiles: N1(CCN(CC1)CCCCl)C=2C=C(C=CC=2)Cl.[H]Cl

| | |
| --- | --- |
| Average Mol Mass: | 309.66 |
| Exact Mol Mass: | 308.0614 |
| Log Kp: | The value of LogKp cannot be calculated |
| Log P: | The value of LogP cannot be calculated |

图3-8 盐酸曲唑酮杂质F Derek及Sarah体外致突变性预测结果

根据Derek预测结果，曲唑酮杂质F可能具备遗传毒性杂质，并判断其警示结构为卤代烷烃类烷基化试剂，提供的文献中表明，该警戒结构在存在或不存在体外代谢活化系统的情况下，Ames试验结果大多数都为阳性，尤其是鼠伤寒沙门菌TA100和TA1535菌株中，因此采用Ames试验对（Q）SAR软件预测结果进行验证。

#### 2.3.1.4 Ames试验验证

采用标准平皿平板掺入法开展细菌回复突变试验，鼠伤寒沙门菌组氨酸营养缺陷型菌株（*S.typhimurium*）TA97、TA98、TA100、TA102、TA1535、TA1537及大肠埃希菌色氨酸营养缺陷型菌株（E. coli）WP2 uvrA，在无（-S9）和有（+S9）大鼠肝微粒体酶活化系统条件下对受试物盐酸曲唑酮杂质F的体外细菌致突变性进行研究，评价盐酸曲唑酮杂质F的体外致突变作用。在-S9条件下，两次正式试验中受试物诱导的7种回复突变菌落数与空白溶媒对照组比较，均未见明显增加且菌落数未及溶媒对照组的2倍；但在+S9条件下，五种不同给药浓度下TA1535的回复突变菌落均值均超过空白溶媒对照组回复突变菌落平均值的3倍，且菌落数与浓度变化呈正相关；TA100的回复突变菌落均值与空白溶媒对照组回复突变菌落数相比未超过空白溶媒对照组均值的2倍，但回复突变菌落数有所增加且存在一定浓度效应相关性，两次正式试验结果基本一致。其余5种回复突变菌落数与相应溶媒对照组比较，均未见明显增加且菌落数未及溶媒对照组的2倍。

TA1535及TA100均为GC碱基置换型突变菌株，因此判断，盐酸曲唑酮杂质F在本实验条件下经大鼠肝S9代谢活化后对TA1535存在致突变作用。

综合以上的评估结果，根据ICH M7通则对遗传毒性杂质的分类，将盐酸曲唑酮杂质F归属为第2类遗传毒性杂质，即已知具有诱变性，但致癌性未知。

### 2.3.2 没有文献报道的化合物的遗传毒性评估

化合物A为可待因、羟考酮、氢可酮共有的降解杂质之一。按照遗传毒性杂质的评估方法，对其遗传毒性进行评估。

#### 2.3.2.1 数据库与文献检索

查阅文献和毒理学数据库，未检索到相关的毒理学数据。

#### 2.3.2.2 警示结构筛查

化合物A（结构式见图3-9）中含已明确的α，β-不饱和羰基警示结构（结构式中灰色标注）。

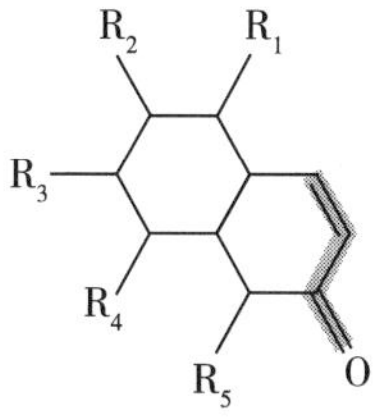

图3-9 化合物A的结构式

#### 2.3.2.3 （Q）SAR软件预测

采用ADMET Predictor软件，预测发现化合物A对皮肤（Sensitizer-64%）和呼吸道（Sensitizer-87%）均具有致敏性；致染色体变异的可能性较大（Toxic-58%）；无明显的致突变性，细菌回复性突变试验各菌株的结果均为阴性，遗传毒性的可能性比较小。进一步采用 Derek 和 Sarah 软件验证预测，均未出现阳性结果。

#### 2.3.2.4 体内试验验证

由于软件预测结果化合物 A 致突变性的可能性较小，为进一步验证预测，遵循国家食品药品监督管理局令第 34 号《药物非临床研究质量管理规范》，对化合物 A 进行小鼠骨髓细胞微核试验及染色体畸变试验，评价其是否存在潜在的体内染色体损伤风险。小鼠骨髓微核试验及染色体畸变试验结果均为阴性，未检出化合物 A 有诱导小鼠骨髓细胞染色体损伤或有丝分裂器损伤的作用。综合以上的评估结果，根据 ICH M7 通则对遗传毒性杂质的分类，将化合物 A 归属为第 3 类遗传毒性杂质，即有警示结构，但该结构与原料药结构无关，无诱变性数据，且 Ames 试验和体内试验均为阴性，同第 5 类杂质一样，按一般杂质控制。

## 3　可接受风险水平表征

根据上述遗传毒性杂质的危害评估方法，在确定了遗传毒性杂质的分类后，应根据 ICH M7（R1）指南对其进行可接受摄入量的风险水平表征。第 4、5 类杂质由于不具备遗传毒性，其限度要求按照一般杂质设定。而对于第 1、2、3 类遗传毒性杂质，应进一步分析生产工艺，兼顾安全性和质量风险管理两方面的因素，遵循具体问题具体分析的原则，综合考虑制定合适的限值。确定遗传毒性杂质限值主要的参考依据是可接受摄入量（acceptable intake，AI），限值一般按下式计算，其中杂质的可接受摄入量可根据化合物特定风险（$TD_{50}$ 或每日允许暴露量 PDE）方法或者毒理学关注阈值（TTC）计算。

$$杂质限值 = \frac{杂质可接受摄入量}{药物每日最大用量}$$

### 3.1　根据化合物特异性风险评估计算 AI

#### 3.1.1　具有阳性致癌性数据的致突变性杂质

如果杂质具备足够的致癌性数据，但无毒理学阈值，则应采用化合物特异性风险评估方法来推导可接受摄入量，即根据导致 50% 肿瘤发生率的给药剂量（median toxic dose，$TD_{50}$）线性外推法来计算化合物特异性的可接受摄入量，或使用国内外权威机构已公布的可接受摄入量参考值，或直接使用监管机构已公布的测定数据。

以 NDMA 为例，NDMA 在小鼠与大鼠的 $TD_{50}$ 值分别为 $0.189mg \cdot kg^{-1} \cdot d^{-1}$ 和 $0.0959mg \cdot kg^{-1} \cdot d^{-1}$（按照更为保守的大鼠 $TD_{50}$ 值 $0.0959mg \cdot kg^{-1} \cdot d^{-1}$ 计算），人体重 50kg，风险概率按肿瘤发生风险为十万分之一，即 $TD_{50}$ 的 1/50000 来计算：

$$AI = TD_{50} \times W_{体重} \times P = 0.0959 \times 50 \times \frac{1}{50000} = 0.1\,(ug \cdot d^{-1})$$

### 3.1.2　有实际阈值数据的致突变性杂质

如果杂质的毒性与剂量的反应呈非线性或有实际阈值（即已有研究证据表明，该类物质只有在超过一定限度时才会产生遗传毒性），针对此类杂质可通过未观察到作用剂量（no-observed effect level，NOEL）或者观察到作用的最低水平（lowest-observed effect level，LOEL）和采用不确定性因子来计算每日允许暴露量（permitted dailyexposure，PDE，mg·d⁻¹），具体公式如下：

$$PDE = \frac{NOEL \times Weight\ Adjustment}{F1 \times F2 \times F3 \times F4 \times F5} \qquad （摘自ICH\ Q3C）$$

式中，NOEL为无毒性反应剂量；体重通常选择50kg；F1为从不同物种外推到人的因子，2~12；F2为个体差异因子；F3为根据毒性暴露周期采用的可变因子，1~10；F4是根据毒性严重情况采用的可变因子；F5为不确定性因子，1或10。

在ICH M7（R2）附录中，对一系列药品生产过程中常见的具有致突变和致癌性的，或者对ICH M7中推导化合物特定的摄入量描述的原理有用的化学物质的AI值或PDE值进行了推导。这些化学物质包括了一些以使用推导可致突变的致癌物质AI为主要方法的化合物，该方法是ICH M7中计算致癌性线性外推的一种常用方法，也就是TD₅₀。由于一些致突变和致癌的化学物质（ICH M7归为第一类）可能并不是通过致突变的作用方式诱发肿瘤，因此附录中还包括了一些强调以替代原则去推导化合物特定摄入量（即PDE）的其他化合物。还有一些化合物（如苯胺）也包括在内，尽管现有的数据表明它们不具有致突变性；但是长久以来认为它们是具有遗传毒性的致癌物。

## 3.2　根据毒理学关注阈值计算AI

如果杂质无毒理学研究数据，可采用TTC法计算可接受摄入量，即一个杂质的可接受摄入量为1.5μg·d⁻¹。TTC是从TD₅₀的剂量简单线性外推到十万分之一肿瘤发生率的剂量，且采用的TD₅₀数据来自于最敏感物种和肿瘤发生的最敏感部位。在使用TTC作为评估原料药和制剂中致突变性杂质的可接受摄入量时，其对应的理论上终生患癌风险为十万分之一。TTC可以通用于大部分药物，作为可接受摄入量的默认值。

根据毒理学关注阈值（TTC）计算的可接受摄入量是针对单个杂质制定的。对于原料药中有2个2类或3类杂质，应分别制定每个杂质的可接受摄入量。对于临床研发和已上市的药品，如果原料药标准中有3个或更多的2类或3类杂质，则多个杂质的总可接受摄入量按表3-3来进行控制。1类杂质应单独控制，不应计入2类和3类杂质的总可接受摄入量。另外，制剂中形成的降解产物应单独控制，不应计入总可接受摄入量。对于复方制剂杂质可接受摄入量制定，每种活性成分应单独规定。

表 3-3　根据 TTC 计算的可接受摄入量

| 治疗期 | ≤1 个月 | >1~12 个月 | >1~10 年 | >10 年至终生 |
|---|---|---|---|---|
| 单个杂质日摄入量（$\mu g \cdot d^{-1}$） | 120 | 20 | 10 | 1.5 |
| 多个杂质日摄入量（$\mu g \cdot d^{-1}$） | 120 | 60 | 30 | 5 |

### 3.3　根据给药周期调整计算的可接受摄入量

已知致突变性致癌物的标准风险评估是假定致癌风险随着累积剂量的增加而增加，因此，终生以低剂量持续给药的致癌风险与相同的累积剂量平均分配在较短给药时长内的致癌风险等同。对于临床研发阶段和已上市药物已经可以预知该药物的给药时间，一般都是短于终生给药，所以可以调整计算的可接受摄入量，允许药物中致突变杂质的日摄入量高于终生给药时的值。对于短期用药的患者来说，$1.5\,\mu g \cdot d^{-1}$ 的剂量作为遗传毒性杂质控制的限度过于保守。为此，不同的监管组织（EMA、美国 FDA、ICH）均提出了阶段化 TTC 来确定临床研究阶段不同给药周期的药物中遗传毒性杂质的可接受摄入量（表 3-4）。对比表 3-3 和表 3-4，可见 ICH 的阶段化 TTC 值更为常用。

表 3-4　药物服药周期及相应的阶段化 TTC 值

| 药品监管组织 | 对应给药周期 | | | | | |
|---|---|---|---|---|---|---|
| | $120\,\mu g \cdot d^{-1}$ | $60\,\mu g \cdot d^{-1}$ | $20\,\mu g \cdot d^{-1}$ | $10\,\mu g \cdot d^{-1}$ | $5\,\mu g \cdot d^{-1}$ | $1.5\,\mu g \cdot d^{-1}$ |
| EMA | 1 天 | ≤1 月 | 1~3 月 | 3~6 月 | 6~12 月 | >12 月 |
| 美国 FDA | ≤14 天 | 14 天~1 月 | 1~3 月 | 3~6 月 | 6~12 月 | >12 月 |
| ICH | ≤1 月 | / | 1~12 月 | 1~10 年 | / | >10 年 |

表 3-5　遗传毒性杂质可接受摄入量的计算方法

| 分类 | AI 计算方法 |
|---|---|
| 1 | ①有足够致癌性数据的杂质，根据致癌性强度计算 AI，常采用 $TD_{50}$ 线性外推法<br>②剂量与毒性之间不完全是线性关系，且有实际阈值证据的杂质，可通过 NOEL 或 LOEL 和使用不确定性因子来计算 PDE |
| 2 | 无毒理学研究数据的杂质可采用 TTC 计算 AI<br>①单个杂质：见表 3-3<br>②多个杂质：原料药应单独制订各杂质（2 类或 3 类）的限度；临床研发和已上市的药品应按照表 3-3 所述制订总致突变杂质限度 |
| 3 | 进行体内外相关毒理学实验，如果数据表明该杂质具有致突变性，则归为 2 类计算，如果无致突变性或致癌性，则可归为 5 类计算 |
| 4 | 按照一般杂质计算 |
| 5 | 按照一般杂质计算 |

除此之外，部分遗传毒性化合物已被证实具有较高的致癌风险，被称作"关注队列"，对其需要制定更严格的控制标准，比如黄曲霉毒素类、N-亚硝基化合物、以及

烷基–氧化偶氮结构等，其限度应远低于TTC可接受摄入量。

## 4  检测分析方法建立

随着对原料药和制剂中杂质监管要求的不断提高，对痕量水平遗传毒性杂质的表征和分析在药物杂质谱分析中也越来越受到重视。在经过工艺风险评估后，应结合其致突变危害性以及可接受限度标准，同时建立完善的杂质谱和灵敏度高、准确度好的检测分析方法。

近年来对已知杂质的快速识别策略已相当完善，比如利用在线或离线的HPLC–MS和（或）HPLC–NMR技术，或样品不经分离直接进行NMR分析并结合光谱分析等；对未知杂质和降解物快速进行结构确证也取得较大进展。例如采用核磁共振、高分辨质谱、质谱等方法进行结构鉴定与确证。与一般杂质相比，遗传毒性杂质特点是在微量水平即可造成人体内遗传物质的损伤，因此遗传毒性杂质的分析检测是一项具有挑战性的研究。目前药物中遗传毒性杂质限度通常被控制在非常低的水平，对分析仪器的灵敏度要求较高；部分遗传毒性杂质化学反应活性较高或稳定性较差，在提取、制备或者分析过程中易发生反应或挥发，导致回收率低，准确度差；除了灵敏度和准确度之外，分析方法还应具有能将遗传毒性杂质与一般杂质分离开的高选择性。近年来各种分析仪器及联用技术的发展可实现在线对痕量水平的遗传毒性杂质进行快速的定性定量分析，应该根据不同遗传毒性杂质的特点探索各种分析策略、选择合理的样品前处理手段和分析仪器，开发并优化分析方法，以便准确地测量和控制药品中遗传毒性杂质水平。目前较为常用的分析方法包括GC-MS、LC-MS、CE-MS、SFC-MS等，系统分析遗传毒性杂质的一般策略与方法见图3–10。

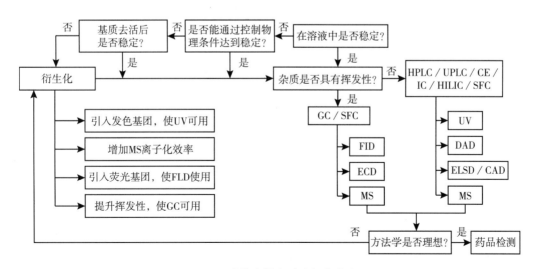

**图3–10  遗传毒性杂质分析方法建立**

衍生化技术常用于改善杂质的色谱特性和分离效果，提高方法的选择性和灵敏度，同时对检测过程中不稳定的待测物起到保护作用。应根据不同类遗传毒性杂质的理化性质或限度要求选择合适的衍生化试剂进行反应。例如非挥发性的样品可以通过化学衍生化法改善其挥发性，再采用GC法进行测定。遗传毒性杂质氯乙醇、氯乙醚乙醇和1-氯丁醇由于沸点较高且只含有一个氯原子，不适合采用GC-ECD法直接测定。采用七氟丁酰氯作为衍生化试剂与这3种化合物反应可以生成具有挥发性的衍生化产物，同时能提高ECD检测的灵敏度。衍生化技术也可以用于进一步提高检测灵敏度，例如环氧化合物化学性质不稳定，且部分环氧化物是中性分子，不易在ESI离子源中质子化和去质子化，衍生化法不仅可以稳定环氧化物，也可以将其转化为容易质子化的化合物，从而提高MS检测器灵敏度，目前有很多文献采用3,5-二氟苄胺、N,O-双（三甲基硅烷基）三氟乙酰胺和亚硫酸钠等作为衍生化试剂测定水样或者其他基质中的环氧化物，若将这些衍生化方法进行优化，可以应用于药物中环氧化物杂质的测定。除此之外，由于部分遗传毒性杂质属于工艺杂质，常常具有与API相同或者相似结构的发色基团，甚至缺少发色基团，导致其不适用于UV及DAD等紫外检测器，衍生化手段可以减少基质干扰，使其适用于更多检测器。3-硝基苯肼可以作为衍生化试剂用于HPLC-UV法中检测氯霉素中痕量4-硝基苯甲醛，该衍生化试剂可以使得待测遗传毒性杂质吸收波长明显红移，能最大限度地减少药物基质和衍生化试剂的干扰。

样品是否具有挥发性是判断采用何种检测方法的基本策略之一。一般情况来说，GC是检测具有挥发性的遗传毒性杂质的常用方法，而HPLC是检测不易挥发或热不稳定基于毒性杂质的常用方法之一，除此之外，超高效液相色谱法（UPLC）、超临界流体色谱法（SFC）、离子色谱法（IC）、亲水作用色谱法（HILIC）、毛细管电泳法（CE）等也都可以用于检测理化性质各异的遗传毒性杂质。由于GC和HPLC普适性较强，因此目前遗传毒性杂质的检测多采用这两种检测方法。

选择GC作为检测方法时，氢火焰离子化检测器（FID）是目前GC必备的检测器之一，可以检测多种残留溶剂及杂质。但由于遗传毒性杂质限度通常较低，其选择性和灵敏度有时并不能满足检测需求，特别是在检测挥发性卤代烷烃时，常考虑使用GC联用电子捕获检测器（ECD），尤其是含有多个卤原子的烷烃。对于只含有一个氯原子的烷烃化合物，一般采用灵敏度高的气质联用技术（GC-MS）进行测定。质谱检测器是一种检测范围广的普适性分析方法，因其具有较其他检测器更高的灵敏度和特异性的特点，常用于联用GC或HPLC进行各类遗传毒性杂质的痕量检测，其检测限度值通常可低至ppm级别。

选择HPLC作为检测方法时，紫外检测器（UV）具有简单有效且可检测范围广的特点，通常是HPLC联用检测器的首选。但由于部分遗传毒性杂质缺少发色基团，需要结合衍生化的手段对样品进行前处理使其可以适用于UV检测。二极管阵列检测器（DAD）原理同UV检测器相同，并且能够进行全波长扫描、检测峰纯度等操作，在建立不确定检测波长的遗传毒性杂质分析方法时具有优势。蒸发光散射检测器（ELSD）和电雾式检测器（CAD）是近年来较为新颖的液相联用检测器。ELSD和CAD的检测原理不受样品的光学特性或者结构特点所影响，可以对不含发色基团的样品产生响应而得到了广泛应用。《美国药典》已经将部分原先推荐使用UV检测器的药物杂质含量测定更改为使用CAD进行检测。目前《中国药典》2020版已将CAD检测器收录进高效液相色谱法的检测器中，并对其适用范围做出了简要说明。

## 5 杂质控制方法

确证了杂质的遗传毒性后，企业面临的最大的挑战就是如何在降低遗传毒性杂质限度水平的同时节约开发成本。ICH M7中明确提出，在对杂质进行遗传毒性风险评估之后，需依照其分类控制原料药和药品中遗传毒性杂质的残留限度。为了满足申报要求，企业需要对遗传毒性杂质的产生过程进行合理的分析，对实际生产、贮存及使用过程中所有可能涉及遗传毒性杂质产生的风险进行准确的判断并采取高效的清除手段，建立科学的控制策略，旨在将遗传毒性杂质控制在可接受限度以下，以保证和提高药品的质量。

工艺合成过程是引入大部分遗传毒性杂质的途径之一，因此对合成途径中涉及遗传毒性杂质产生的各个步骤进行优化是控制策略中必不可少的一个环节。充分理解原料药及制剂生产工艺相关的化学信息和整体稳定性后，结合产品质量属性，通过对参与反应的起始物料及溶剂进行筛选、重新设计合成途径、优化相关工艺步骤及其关键工艺参数、建立中间体验收标准等一系列手段以去除遗传毒性杂质或者将其降低至可接受的限度，保证生产工艺的高效稳健和终产品的质量安全，即满足质量源于设计（QbD）理念。ICH M7中提供了4种原料药中用于控制遗传毒性杂质的方法，见表3-6所示。方法从1到4的控制终点不断前移，从以分析检测终产品中杂质是否在可接受限度以内作为杂质控制手段，到提供可以保证原料药中杂质水平低于限度的针对合成工艺的控制策略代替分析检测，体现出药品在工艺方面的合理设计是保证药品质量的重要环节。

表3-6 ICH M7指南中工艺相关遗传毒性杂质控制

| 方法 | 内容 | 备注 |
|---|---|---|
| 1 | 在原料药质量标准中包含对杂质的检测，使用合适的分析方法将标准设定在可接受限度以内 | 至少连续6批中试或连续3批生产批次杂质检出低于限度的30%，可周期性检验 |
| 2 | 在原料、起始物料或中间体的质量标准中包含对杂质的检测，或作为过程控制，使用合适的分析方法将标准设定在可接受限度以内 | |

| 方法 | 内容 | 备注 |
|---|---|---|
| 3 | 在原料、起始物料或中间体的质量标准中对杂质进行检测，或进行过程控制，制订一个高于原料药中该杂质可接受限度的标准，使用合适的分析方法并结合对杂质去向和清除的认知，及相关的工艺控制，保证原料药中的杂质的水平低于可接受限度而无需在后续工艺中再行检测 | 根据实验室研究（鼓励采用加样试验），终产品杂质水平低于可接受限度的30%，必要时可以采用中试规模或商业规模批次数据支持 |
| 4 | 明确工艺参数及其对残留杂质水平（包括去向和清除知识）的影响，确信原料药中的杂质水平将会低于可接受限度，则建议无需对该杂质进行分析检测（即不需要将杂质订入任何质量标准中） | 风险评估可基于物理化学性质和影响杂质处理和清除的工艺参数，如化学反应性、溶解性、挥发性、电离度和任何设计用于去除杂质的物理过程 |

在方法3、4中，证明该杂质的去向和能有效清除的论据的可靠性是至关重要的，需要从清除因子的数据来源及规模依赖性分析，用于研发阶段的小规模模型不能代表商业规模，需要提供中试批次或商业批次的分析数据证明所用的控制策略的合理性。如果使用方法3和4无法得到合理论证，则应考虑采用方法1或2对遗传毒性杂质进行控制。除此之外，还可以通过加标清除法（spiking-purging）对工艺中遗传毒性杂质的清除能力进行证实。该方法通过向合成工艺中加入高于可接受限度的遗传毒性杂质，并建立灵敏有效的分析方法对工艺过程进行跟踪检测，以证实工艺下游具有将遗传毒性杂质清除至低于可接受限度的能力。

遗传毒性杂质控制手段广泛，其主要的思路包括以下几点。

（1）开发可用于替代遗传毒性杂质产生环节的新型合成方法、试剂及反应媒介，避免使用或替代有遗传毒性或可能致癌的溶剂，尽可能将遗传毒性杂质的前体试剂排除在工艺过程外。一种氯沙坦钾盐的五步合成方法中通过以 N-甲基吡咯烷酮/甲苯代替具有遗传毒性的二甲基甲酰胺作为偶极溶剂进行反应，反应过程中产生的叠氮化物可以通过纯化手段清除，整个合成工艺过程中避免了 NDMA 的产生，减少了不必要的分离纯化步骤，其原料药收率和纯度分别可以达到 55.5% 和 99.9%，既能满足法规中对于遗传毒性杂质的限度要求，同时具有切实可行的商业价值。

（2）如果在工艺过程中（特别是在工艺放大的阶段）无法避免使用带有遗传毒性的试剂或难以实现完全清除遗传毒性杂质，则应在对反应过程和反应机理有深刻的理解之后尽可能地将产生遗传毒性杂质的化学步骤放在整个合成序列的上游部分；同时可通过优化设备、调整工艺参数、严格控制参与反应的试剂用量及纯度、开发新颖有效的纯化技术等将遗传毒性杂质残留量控制在合理的范围，为在下游的后处理步骤提供更多可操作的空间。例如在合成抗肿瘤药物舒尼替尼、抗精神病药物齐拉西酮以及抗糖尿病药物西格列汀时，遗传毒性物质肼和肼的衍生物作为合成关键杂环的原料是不可避免的。在这种情况下，需要考虑尽量把肼或肼的衍生物的化学合成放在合成工艺的上游部分，这样就能提供更多的机会将相关的遗传毒性杂质控制在可接受的限度以下。

（3）针对已经确证有可能残留在原料药中且无法保证其残留量低于可接受限度的遗传毒性杂质，应考虑优化原料药纯化技术，包括调整诸如反应活性、溶解度、挥发性和电离度等清除因子和分离技术，在最后的原料药纯化阶段加将其控制在可接受限度以下。利扎曲坦的合成工艺中生成的遗传毒性二聚合物杂质无法通过分步结晶和重结晶工序减少到合理的限度以下，而通过适当的改变pH值和离子强度等开发出的制备型疏水色谱技术可以使遗传毒性二聚合物被保留在固定相中，增加了利扎曲坦和遗传毒性杂质之间的选择性，且该纯化方法对利扎曲坦的产率影响较小（>95%）。

对于已经确证为具有致突变性的潜在降解杂质，需要了解其降解途径与原料药和制剂的生产工艺和（或）其拟定的包装和储藏条件的相关性，以采取合理的措施控制降解产物的形成。建议通过一个设计良好的在拟定的包装中的加速稳定性试验，或一个动力学等效的时间更短、温度更高的稳定性试验，使用拟定的商业包装，在开始长期稳定性试验前确定降解途径的相关性。在获得以上加速稳定性试验结果后，如发现该遗传毒性杂质含量接近可接受限度水平，则应采取措施控制降解产物的形成。这种情况下，除另有论述外，应继续监测在用于确定有效期的长期稳定性试验中遗传毒性降解产物，以获得合理的质量标准限度。如果预计制剂研发和包装设计的选择无法将致突变降解产物水平控制在可接受限度以下，而杂质是"合理可行的最低限度"水平，可以根据风险/收益分析来论证更高限度的合理性。

降解杂质的产生与化合物结构特征同样密切相关。除了针对加速稳定性试验结果选择适宜的包装、拟定合理的贮藏条件之外，原料药同样应在分析降解杂质产生机理的基础上优化工艺参数，尽可能降低其在原料药中的残留量。

## 参考文献

［1］International Council for Harmonisation of Technical Requirements for Pharmaceuticals for Human Use（ICH）. Multidisciplinary Guidelines M7（R1）. Assessment and control of DNA reactive（mutagenic）impurities in pharmaceuticals to limit potential carcinogenic rick［EB/OL］.［2017-03-31］. https：//www.ich.org/page/multidisciplinary-guidelines

［2］Yokoo H., Yamamoto E., Masada S., et al. N-Nitrosodimethylamine（NDMA）Formation from Ranitidine Impurities：Possible Root Causes of the Presence of NDMA in Ranitidine Hydrochloride［J］. Chem Pharm Bull, 2021, 69：872-876.

［3］WOO YT. Quantitative structure-activity relationship（QSAR）models of mutagens and carcinogens［M］. CRC Press：Boca Raton, 2003：Chapter 2.

［4］ASHBY J. Fundamental structural alerts to potential carcinogenicity or non carcinogenicity［J］. Environ Mutagen, 1985, 7（6）：919-921.

［5］ASHBY J, TENNANT RW. Chemical structure, Salmonella mutagenicity and extent of carcinogenicity as indicators：carcinogenicity among 222 chemicals tested in rodents bu the U.S.NCI/NTP［J］. Mutat Res, 1988, 204（1）：17-115.

［6］International Council for Harmonisation of Technical Requirements for Pharmaceuticals for Human Use（ICH）. Safety Guidelines S2（R1）. Genotoxicity studies［EB/OL］. ［2011-11-9］. http：//www.ich. org/page/safety-guidelines.

［7］张铭，黄芳华，周长慧，等. ICH遗传毒性指导原则S2（R1）修订要点及相关背景介绍［J］. 中国新药杂志，2013，22（2）：146-149，182.

［8］N Venugopal, VBR Ambavaram, G Madhavi, et al. Trace level quantification of 1-（3-chloropropyl）-4-（3-chlorophenyl）piperazine HCl genotoxic impurity in trazodone using LC-MS/MS［J］. Arabian Journal of Chemistry, 2019, 12：1615-1622.

［9］David Q Liu, Mingjiang Sun, Alireza S Kord. Recent advances in trace analysis of pharmaceutical genotoxic impurities［J］. J Pharm Biomed Anal, 2010, 51（5）：999-1014.

［10］Khan SJ, Weinberg HS, Bedford EC. Aqueous-phase aminolysis：approach for the analysis of epoxides in water［J］. Anal Chem, 2006, 78（8）：2608-2616.

# 第四章 遗传毒性杂质分析方法

## 1 遗传毒性杂质分析方法的现状

与一般杂质相比，遗传毒性杂质特点是在微量水平即可造成人体内遗传物质的损伤，人体可接受的遗传毒性杂质的限度很低，对分析方法的灵敏度、准确度等有更高的要求，且部分遗传毒性杂质性质活泼、稳定性差，因此，遗传毒性杂质的分析检测是一项具有挑战性的研究。

**国内外已发布的遗传毒性杂质相关指导原则在分析方法研究方面着墨不多。** 目前，国内外遗传毒性杂质相关指导原则论述的重点主要集中在遗传毒性杂质的鉴定、来源识别、毒性评估和控制策略等方面，而缺少对遗传毒性杂质分析方法开发和验证等详细的介绍和说明。2018年以来，针对一系列亚硝胺类遗传毒性杂质的发现与应对措施，EMA、美国FDA和NMPA发布了与亚硝胺类遗传毒性杂质相关的控制和研究指南。国家药品监督管理局药品审评中心于2020年5月8日发布的《化学药物中亚硝胺类杂质研究技术指导原则（试行）》中，关于亚硝胺类杂质的检测方法的建立，给出的建议是"可以参考权威机构发布的方法，亦可自行开发方法，均需注意分析方法灵敏度应与所论证的杂质限度相匹配，并采用杂质对照品进行完整的方法学验证，保证亚硝胺类杂质能够准确有效的检出。若采用自行开发方法，需证明该方法等效于或者更优于同品种官方公布的方法"，对具体分析方法开发、验证等方面的内容尚未详细展开。

**国内外与分析方法学有关的指导原则和技术文件中，暂未见明确的遗传毒性杂质的分析方法开发和验证方面的内容。** 国内外药品相关监管机构已发布的最新版分析方法验证相关的指导原则，详见表4-1。2022年3月24日，ICH发布了两份征求意见稿，Q14"分析方法的开发（analytical procedure development）"和Q2修订版Q2（R2）"分析方法的验证（validation of analytical procedures）"。其中，ICH Q14（征求意见稿）是国际首个关于分析方法开发的指导原则的征求意见稿，就分析方法开发的基本方式与增强方式、分析方法开发和持续改进中的知识和风险管理、分析方法的耐用性和参数范围的评价、分析方法控制策略等方面展开了论述。遗传毒性杂质分析方法的开发和验证，可参考相关的分析方法开发和验证的指导原则。

**表4-1 国际药政机构发布的最新版分析方法开发和验证的指导原则**

| 发布时间（年份） | 发布机构 | 文件名称 |
|---|---|---|
| 2022 | ICH | Q14 "分析方法的开发（Analytical Procedure Development）" |
| 2022 | ICH | Q2修订版Q2（R2）"分析方法的验证（Validation of Analytical Procedures）" |
| 2021 | USP | <1210> STATISTICAL TOOLS FOR PROCEDURE VALIDATION |
| 2021 | BP | SC Ⅲ F. Validation of Analytical Procedures |
| 2020 | ChPC | 9101分析方法验证指导原则 |
| 2020 | OMCL | Validation/Verification of Analytical Procedures |
| 2015 | 美国FDA | Analytical Procedures and Methods Validation for Drugs and Biologics |

各现行版药典在通则中收载了部分遗传毒性杂质的通用检测方法。《欧洲药典》10.0版通则中收载了 N, N-二甲基苯胺、甲磺酸酯类、苯磺酸酯类、对甲苯磺酸酯类等遗传毒性杂质的通用检测方法和方法学验证要求。《欧洲药典》10.6版通则中增订了关于亚硝胺杂质的通则。《美国药典》2021年版发布了关于亚硝胺杂质的通则<1469>，提出四种分析亚硝胺杂质的方法。各国药典通则中收载的遗传毒性杂质分析方法见表4-2。

**各现行版药典中有多个品种涉及特定遗传毒性杂质控制，在具体品种的各论中列出了检测方法和限度。** 如，《中国药典》2020年版中，异烟肼原料药标准中收载了肼的检查项；盐酸左布比卡因原料药标准中收载了2, 6-二甲基苯胺的检查项，限度为0.001%。药典各论中收载的遗传毒性杂质检查举例详见表4-3。药典收载的遗传毒性杂质检查标准的分析方法以常规的液相色谱法（HPLC）、气相色谱法（GC）、薄层色谱法（TLC）、紫外分光光度法（UV）等为主，气相色谱-质谱联用法（GC-MS）、液相色谱-质谱联用法（LC-MS）相对较少，可能与药典方法强调方法普适性、可及性有关。2018年以来，EMA、美国FDA和NMPA发布了缬沙坦、雷尼替丁、二甲双胍等多个具体品种中亚硝胺类遗传毒性杂质的分析方法，主要集中在气相色谱-质谱联用法（GC-MS）、液相色谱-质谱联用法（LC-MS），以解决亚硝胺类杂质的痕量检测的难题。ChP2020、EP10.6等药典的沙坦类药物的各论中也相应增加了对亚硝胺类遗传毒性杂质的控制和要求。ChP2020在缬沙坦、厄贝沙坦、氯沙坦钾、替米沙坦和坎地沙坦酯等原料的各论中，增订了生产要求"应对生产工艺等进行评估以确定形成遗传毒性杂质 N, N-二甲基亚硝胺和 N, N-二乙基亚硝胺等的可能性。必要时，应采用适宜的分析方法对产品进行分析，以确认 N, N-二甲基亚硝胺和 N, N-二乙基亚硝胺等的含量符合我国药品监管部门相关指导原则或ICH M7指导原则的要求。"EP10.0在缬沙坦、厄贝沙坦、氯沙坦钾、替米沙坦和坎地沙坦酯等原料的各论中给出了评估要求并规定了限度，EP10.6将具体的限度等相关内容删去，保留原则性要求并建议参照通则方法进行研究控制。比如，在厄贝沙坦正文中的相关描述为："由于N–亚硝胺被列为可能的人类致癌物质，应尽可能避免或限制它们在厄贝沙坦中的存在。基于这个原因，人用厄贝沙坦的制造商须对生产工艺中形成和污染N–亚硝胺的风险进行评估；如经评估发现潜在风险，则应调整生产工艺，以尽量减少污染，并采取控制策略，检测和控制厄贝沙坦中的N–亚硝胺杂质。

**从已发表的研究论文来看，近年来，遗传毒性杂质的控制和分析越来越受到研究部门、制药工业界和监管机构等的重视，遗传毒性杂质分析方法的建立和验证等方面亦得到了广泛的关注和思考。**Liu等从样品前处理技术、分离分析手段、检测技术等3个方面介绍了遗传毒性杂质分析方法开发时可供选择的技术和手段，强调了遗传毒性杂质分析的特点及方法验证中应注意的事项。Sun等结合质量源于设计（QbD）的理念，对遗传毒性杂质分析方法开发应注意的问题做了系统阐述，结合遗传毒性杂质的物理化学性质和检验分析目的，提出了样品前处理方法、分离分析和检测方法等分析方法参数选择的决策树，并结合实例进行了详解。谢含仪等介绍了9种遗传毒性杂质（烷基卤化物、双烷基硫酸酯、环氧化合物、肼类化合物、四甲基哌啶氧化物、芳香胺、硼酸、磺酸酯和乙酰胺）的分析方法（包括GC、LC、GC–MS和LC–MS法等）及其前处理技术（包括顶空分析法、固相萃取法和衍生化法等）。刘雪薇等、鲁晶晶等、刘爱赟等、杨竹等和葛雨琦等分别介绍了药物中磺酸酯类、肼类和N–亚硝胺类等遗传毒性杂质分析方法的研究进展。汪生等从遗传毒性杂质的研究思路、来源、分类、限度、检测方法和研究难点等6个方面进行了总结分析。朱文泉等结合ICH指导文件以及2018年以来监管部门发布的相关指导原则，从遗传毒性杂质识别、原料药和成品工艺风险评估、毒理学评估、控制策略、分析方法等方面进行了阐述。

随着检测技术的发展，新开发的分析方法识别微量杂质的能力也不断得到了提升，可实现对部分药品中存在的含量在PPM级别甚至更低的遗传毒性杂质的准确定性和定量。药品监管机构也根据最新的评估研究结果，对相关品种发布了相应的监管策略，中国、美国、欧洲等药典也对新开发的方法包括HPLC–HRMS、HPLC–MS/MS和GC–MS/MS等进行了收载。我们也看到，除了具有可接受限度低、基质复杂等特点，遗传毒性杂质的种类和数量多、来源复杂多样，可能涉及的药品品种众多，如何更好地评估和控制药品中可能存在的遗传毒性杂质已成为了一项艰巨的任务。目前，采取的方式主要是对重点品种逐个进行评估研究。必要时，可开展系统的筛查研究。在进行大规模筛查之前，需要建立通用性强、可靠、通量大的方法。如能建立遗传毒性杂质分析数据库，将大大提高分析筛查的效能。然而，不管是逐个研究还是大规模筛查，都离不开适宜的分析方法。因此，科学地开发建立遗传毒性杂质分析方法亦成了遗传毒性杂质研究和控制领域中十分紧迫而必要的工作。

表4-2　药典通则中收载的遗传毒性杂质分析方法

| 遗传毒性杂质名称 | 收载药典 | 分析方法 | 限度 |
|---|---|---|---|
| *N*, *N*-二甲基苯胺 | EP10.0 | 直接进样 GC-FID | / |
| 甲磺酸中甲磺酸甲酯、乙酯、异丙酯 | EP10.0 | 直接进样 GC-MS | / |
| 原料药中甲磺酸甲酯、乙酯、异丙酯 | EP10.0 | 衍生化顶空 GC-MS | / |
| 甲磺酸中甲磺酰氯 | EP10.0 | 直接进样 GC-MS | / |
| 原料药中苯磺酸甲酯、乙酯、异丙酯 | EP10.0 | 衍生化顶空 GC-MS | / |
| 原料药中对甲苯磺酸甲酯、乙酯、异丙酯 | EP10.0 | 衍生化顶空 GC-MS | / |
| 亚硝胺杂质 | EP10.6 | LC-MS/MS<br>GC-MS<br>GC-MS/MS | / |
| *N*, *N*-二甲基苯胺 | USP43 | GC-FID | 0.002% |
| 亚硝胺杂质 | USP2021 | HPLC-HRMS<br>headspace GC-MS<br>HPLC-MS/MS<br>GC-MS/MS | / |
| 戊二醛 | ChP2020 | 衍生化 HPLC | / |
| 甲醛 | ChP2020 | UV 比色法 | / |
| 羟胺 | ChP2020 | UV 比色法 | / |

表4-3　药典具体品种各论中遗传毒性杂质检查举例

| 品种序号 | 品种名称 | 收载药典 | 检查项名称 | 分析方法 | 限度 |
|---|---|---|---|---|---|
| 1 | 氨苄西林 | ChP2020 | *N*, *N*-二甲基苯胺 | GC-FID | 20ppm |
| 2 | 别嘌醇 | EP10.0 | 游离肼 | 衍生化 HPLC | 2.5ppm |
| | | USP43 | 游离肼 | 衍生化 HPLC | 10ppm |
| 3 | 醋酸氯己定 | ChP2020 | 对氯苯胺 | 比色法 | 0.05% |
| 4 | 甲芬那酸 | ChP2020 | 2, 3-二甲基苯胺 | GC-FID | 0.01% |
| | | EP10.0 | 2, 3-二甲基苯胺 | HPLC | 100ppm |
| 5 | 甲磺酸伊马替尼 | EP10.0 | 杂质 F | LC-MS | 20ppm |
| 6 | 聚维酮 | EP10.0 | 游离肼 | TLC | 1ppm |
| 7 | 卡比多巴 | EP10.0 | 游离肼 | TLC | 20ppm |
| 8 | 来氟米特 | ChP2020 | 4-三氟甲基苯胺 | HPLC | 0.01% |
| | | EP10.0 | 4-三氟甲基苯胺 | HPLC | 0.01% |
| | | USP43 | 4-三氟甲基苯胺 | HPLC | 0.02% |
| 9 | 利多卡因 | EP10.0 | 2, 6-二甲基苯胺 | HPLC | 0.01% |
| | | USP43 | 2, 6-二甲基苯胺 | HPLC | 0.01% |
| 10 | 硫酸双肼屈嗪 | ChP2020 | 游离肼 | UV | 吸光度不得过0.05Abs |
| 11 | 氯硝柳胺 | ChP2020 | 2-氯-4-硝基苯胺 | 比色法 | 0.05% |

续表

| 品种序号 | 品种名称 | 收载药典 | 检查项名称 | 分析方法 | 限度 |
|---|---|---|---|---|---|
| 12 | 氢溴酸右美沙芬 | ChP2020 | N, N–二甲基苯胺 | 比色法 | 0.001% |
| | | USP43 | N, N–二甲基苯胺 | 比色法 | 0.001% |
| 13 | 头孢米诺钠 | ChP2020 | N, N–二甲基苯胺 | GC–FID | 0.02% |
| 14 | 盐酸非那吡啶 | ChP2020 | 苯胺 | HPLC | 0.10% |
| 15 | 盐酸肼屈嗪 | ChP2020 | 游离肼 | 比浊法 | / |
| | | USP43 | 游离肼 | 衍生化HPLC | 0.001% |
| | | EP10.0 | 游离肼 | 衍生化LC | 10ppm |
| 16 | 盐酸利多卡因 | ChP2020 | 2, 6–二甲基苯胺 | HPLC | 0.01% |
| 17 | 盐酸罗哌卡因 | ChP2020 | 2, 6–二甲基苯胺 | HPLC | 0.001% |
| | | USP43 | 2, 6–二甲基苯胺 | HPLC | 10ppm |
| 18 | 盐酸噻氯匹定 | USP43 | 2, 4–二硝基苯肼 | 衍生化HPLC | 20ppm |
| 19 | 盐酸左布比卡因 | ChP2020 | 2, 6–二甲基苯胺 | HPLC | 0.001% |
| 20 | 依达拉奉 | ChP2020 | 苯肼 | HPLC | 0.05% |
| 21 | 异烟肼 | ChP2020 | 游离肼 | TLC | $20\mu g \cdot ml^{-1}$ |
| | | EP10.0 | 肼 | LC | 15ppm |

## 2 分析方法的优化策略

遗传毒性杂质分析难点主要在于：可接受风险水平很低，对仪器灵敏度稳定性要求高；专属性要求高，但存在来自主成分及其相关杂质、辅料、溶剂等多方面的干扰；结构多样化，极性差别大，很难找到通用的方法；目标杂质可能存在不稳定和溶解性差的特点。遗传毒性杂质分析方法的开发和建立，需结合遗传毒性杂质的物理化学性质和可接受风险水平等。建立分析方法时可参照国内外药品监管机构、药典等公布的方法，结合目标样品的特点建立合适的分析方法，并进行全面的方法学验证。

按照《中国药典》2020年版四部通则9101《药品质量标准分析方法验证指导原则》，杂质测定根据限度和定量分析，验证的指标也存在差异。杂质定量分析方法的验证指标有：专属性、准确度、精密度（包括重复性、中间精密度和重现性）、定量限、线性、范围和耐用性等。杂质限量分析方法的验证指标相对简单，包含专属性、检测限和耐用性等。遗传毒性杂质的分析方法可根据限度或定量分析的需求，参照进行相关指标的验证。为了适应遗传毒性杂质的痕量检测的要求，与一般杂质研究的方法学验证相比，遗传毒性杂质分析尤其需要关注新建分析方法的专属性、灵敏度和准确度等。

改善遗传毒性杂质分析方法的灵敏度、准确度、专属性等，可从优化样品前处理方法、分离和检测手段等方面入手。在遗传毒性杂质分析中，常需要采用高灵敏度的检测器，仪器的状态、试剂和气体等纯度直接影响分析方法的灵敏度和重现性，需引起重视。另外，由于样品中遗传毒性杂质含量极低，而部分遗传毒性杂质具有高挥发性和强保留性等特点，在分析过程中需要特别注意残留的问题。准确度的考察应采用至少三个不同浓度进行试验；尽量选择多个批次的样品考察基质效应，避免不同批次样品中的杂质影响检测。遗传毒性杂质检测时的供试品溶液配制方法，如提取溶剂种类和用量、超声时间、离心转速和时间、滤膜材质和孔径等，均可能影响提取回收率，应进行考察，必要时应将相关规定列入新建的分析方法中。

## 2.1　样品前处理方法

将样品直接溶解进样的方式，是最为简约经济的，亦是最为常用的。但是，存在部分样品采取直接溶解进样的方式不能达到分析要求的情况。针对这一情况，可选择的样品前处理方法有萃取法、化学衍生化法和基质去活法等。

根据样品的理化性质和基质的特点，可采用各种萃取技术，包括固相微萃取技术、固相萃取技术、液液萃取技术等，分离样品基质，或对待测成分进行纯化、富集，达到降低基质干扰、提高检测灵敏度的目的。

针对部分遗传毒性杂质化学稳定性差或缺少特征性基团无法直接检测的情况，化学衍生化法是一种有效的备选分析方法。通过化学衍生化引入新的基团或将杂质转化为可分离分析的化合物，提高待测杂质的稳定性和分析方法的灵敏度。不同结构的遗传毒性杂质可采用不同的衍生化方法。如，烷基磺酸酯稳定性差，衍生化可提高灵敏度，EP10.0通则2.5.38、2.3.40和2.5.41中，以碘化钠为衍生化试剂，采用衍生化–顶空气相色谱–质谱法测定原料药中甲磺酸酯、对甲苯磺酸酯和苯磺酸酯。

部分遗传毒性杂质可能与主成分发生反应而不稳定，可采用基质去活法降低或除去活性成分，提高杂质的化学稳定性，从而消除基质干扰效应。亲电的烷基化化合物，易与亲核的主成分或路易斯碱发生取代、消除反应，因此该类杂质的化学稳定性差，可通过调节样品pH值，使亲核的主成分或路易斯碱发生质子化，降低其反应活性；或者加入易与亲核试剂反应的化合物，将亲核的化合物除去。

## 2.2　分离及检测手段

根据目标遗传毒性杂质的性质和主成分及相关辅料的理化性质，可选择气相色谱法、液相色谱法、离子色谱法和超临界流体色谱法等方法进行分离，结合可接受风险水平选择与分离方法适配的检测手段。目前，常用的是气相色谱法和液相色谱法。

### 2.2.1　气相色谱法

气相色谱法（GC）是挥发性遗传毒性杂质的常用分析方法。可通过检测器、进样方式和色谱参数等的选择和优化来改善分离，提高检测灵敏度，实现分析目的。

GC可选择的检测器有氢火焰离子化检测器（FID）、电子捕获检测器（ECD）和质谱检测器（MS）。氢火焰离子化检测器（FID）是气相色谱最常用的检测器，可作为挥发性杂质检测的首选检测器，当FID的灵敏度和专属性无法满足痕量遗传毒性杂质检测时可选择其他类型检测器。电子捕获检测器（ECD）对具有电负性的物质，如含卤素、硫、磷等的化合物响应较高。如，卤代烷烃类遗传毒性杂质含有卤族元素，ECD较高的专属性和灵敏度可满足检测需要；但是，当样品中其他组分也含有卤族元素时，可能影响检测的灵敏度和专属性。气相色谱与质谱检测器（MS）联用，一般以电子轰击（EI）或化学电离（CI）作为离子源，质谱采用选择离子监测（SIM）或多反应监测（MRM）模式，具有灵敏度高、专属性强、基质干扰小的优点，适用于痕量遗传毒性杂质的检测。通常，杂质限度在100ppm以上，可以直接采用GC-FID或GC-ECD；若杂质限度在1~100ppm，可以采用GC-MS方法，一般采用电子电离（electron Ionization，EI）模式；若杂质的限度低于1ppm，推荐使用GC-MS/MS方法，以获取更好的灵敏度和专属性。

气相色谱法的进样方式主要有直接进样、顶空进样两种，可根据待测物质的性质进行选择。直接进样适用于易气化、化学稳定性较好的样品，灵敏度较高，但是非挥发性的成分易在进样口和色谱柱柱头沉积，干扰检测；可能污染进样口、色谱柱和检测器，需要及时对仪器进行清洗。顶空进样法是将样品溶解后密闭于容器内，在一定温度下加热后待测组分达到气-液平衡，取气体进样分析，因此可减少非挥发性成分的干扰，但是顶空进样不适用于沸点较高或化学稳定性较差的遗传毒性杂质分析。David等将2D-GC技术应用到遗传毒性杂质的分析中，仅将含目标分析物的部分进入质谱检测器或第二根色谱柱，以减少对仪器的污染。

当采用GC检测磺酸酯类遗传毒性杂质时，由于磺酸酯的反应活性较高，在利用GC检测时要注意控制进样口温度，防止磺酸酯发生水解；另一方面，药剂中残留的磺酸易与测试中常用到的醇类溶剂发生反应，造成假阳性的结果。

### 2.2.2 液相色谱法

液相色谱法（LC）适用于非挥发性的杂质分析，可搭配多种检测器，通过色谱柱固定相填料类型和流动相的选择和优化，可满足不同极性的杂质分离分析的要求。

LC可适配的检测器有紫外检测器（UV）、蒸发光散射检测器（ELSD）、电喷雾检测器（CAD）和质谱检测器。紫外检测器的使用最广泛，因此对于有紫外发色团的遗传毒性杂质可优先尝试紫外检测器。无紫外发色团的遗传毒性杂质可采用蒸发光散射检测器（ELSD）或电喷雾检测器（CAD）。ELSD检测器存在灵敏度较低、线性动态范围较窄的缺点。CAD检测器灵敏度较ELSD检测器高，重现性较好。上述两种检测器的响应和被测物质的量通常呈指数关系，一般需要经过对数转换。遗传毒性杂质检测对灵敏度要求较高，当常规检测器达不到检测灵敏度要求时，需采用更加灵敏的检测手段，如质谱检测器。配备电喷雾离子源（ESI）或大气压化学电离（APCI）的质谱检测器，采用选择离子监测（SIM）或多反应监测（MRM）的方法，具有高灵敏度、高专属性、高通量的特点，可用于大部分非挥发性痕量杂质的检测。

液相色谱法包括正相色谱法和反相色谱法。反相色谱法是目前应用最广泛的分离方法，色谱柱固定相填料类型多样，可根据目标的极性进行选择。其中，十八烷基键合硅胶色谱柱最为常用，其他色谱柱包括辛烷基键合硅胶色谱柱、苯基柱、氨基柱、氰基柱等，亲水作用色谱（HILIC）作为反相色谱的互补方法，可增强极性杂质在色谱柱上的保留，具有独特的优势。即使采用了高专属性的检测器，液相色谱法仍应尽可能使待测的遗传毒性杂质与其他组分达到良好的分离，减少其他组分对检测可能的干扰。

需结合目标遗传毒性杂质、主成分及可能存在的辅料或基质等的理化性质综合考虑，合理选择色谱柱、流动相种类和比例（乙腈或甲醇）、制备供试品溶液的溶剂及定量或定性离子，避免可能受到的干扰。如，肼类化合物的反应活性较强，易发生副作用而造成假阳性的结果。另一方面，肼类化合物的碱性较强，容易与色谱柱上的硅氧基发生相互作用，从而造成峰形拖尾，因此对于色谱柱的选择有着较高的要求。要确保目标杂质有合适的保留时间（k'），而不至于太靠近死体积，以避免可能受到的干扰。有机相的类型和比例对离子化效率有较大影响，可通过试验比较研究后进行选择。在质谱多反应监测（MRM）定量离子和定性离子的选择上，应选择丰度较高、受干扰较小的离子，减少同位素峰和共流出物的干扰，同时要考虑样品基质对离子选择的影响。

## 3 分析方法建立的实例

### 3.1 关注队列遗传毒性杂质分析方法

2004年欧洲专家组（丹麦、荷兰、瑞士、英国、德国）以及美国FDA发表了"以结构为基础的TTC：应用于饮食中低水平化学物质控制的指导原则"，选取了CPDB（Carcinogenic Potency Database）数据库中703种以及其他来源的730种化合物，将其中化合物致癌试验中得出的$TD_{50}$线性外推得到额外的肿瘤风险为1/106的临界值，根据人的平均摄入量来推算可接受的每日摄入量，其中某些结构类别，在最低摄入水平（$0.15\,\mu g \cdot d^{-1}$，$0.0025\,\mu g \cdot kg^{-1} \cdot d^{-1}$，60kg，BW）时即产生高于1/106的肿瘤风险，这类结构被确认为高致癌性结构，称为关注队列（cohort of concern，COC），如黄曲霉素类、$N$-亚硝基类、氧化偶氮类、类固醇类、多卤代二噁英类以及二苯呋喃类6类化合物，其中类固醇类、多卤代二噁英类和二苯呋喃类为非遗传毒性致癌物，显示了有阈值的计量反应关系，因此不能用线性外推法进行理论上的计算，其风险评估必须采用化合物本身的安全性数据，最终确认的COC队列包括黄曲霉素类、$N$–亚硝基类和氧化偶氮类化合物。下面将对COC队列化合物的分析方法进行简要概述。

### 3.1.1　$N$-亚硝基类杂质分析方法

$N$–亚硝胺类化合物的结构式为$R_1$（$R_2$）=N-N=O，其中$R_1$和$R_2$为烷基或芳烃。$N$–亚硝胺类化合物已被证实具有致癌作用，且脂肪链越短的$N$–亚硝胺类化合物的致癌风险越大。2017年世界卫生组织发布的致癌物清单中，有近16个短脂肪链的$N$–亚硝胺类化合物被列为2类致癌物质，其中$N$–亚硝基二甲胺和$N$–亚硝基二乙胺均为2A类致癌物质。$N$–亚硝胺类化合物广泛存在于烟熏、腌渍食品、个人护理品、化妆品以及污水中，相应研究较为成熟，但药品中$N$–亚硝胺类杂质的研究则起步较晚。自因$N$–亚硝胺类杂质而引起的一系列药品召回事件以来，$N$–亚硝胺类遗传毒性杂质在药学界受到广泛关注，各国药品监管部门纷纷发布检测方法，要求加强对$N$–亚硝胺类化合物的监测。由于$N$–亚硝胺类杂质的含量相对于大多数药品来说属于痕量杂质，药品中大量基质的存在可能影响方法的灵敏度和准确度，对分离检测技术提出了新的挑战。目前美国FDA、EDQM以及NMPA都发布了检测方法，检测方法主要集中在GC-MS、GC-MS/MS、HS-GC-MS、LC-MS、LC-MS/MS以及LC-HRMS，只有法国发布了HPLC-UV的方法。文献报道中常用的分离方法有气相色谱法（GC）、高效液相色谱法（HPLC）、超临界流体色谱法（SFC）等，检测方法以质谱法（MS）为主，还有少量的采用热能分析仪（TEA）和紫外检测器（UV）等。下面将就$N$–亚硝胺类杂质的这些检测方法作简要介绍。

### 3.1.1.1　UPLC-MS/MS法测定奥美沙坦酯原料药中7个$N$-亚硝胺类遗传毒性杂质

#### 3.1.1.1.1　仪器与试药

Agilent 1290 Infinity Ⅱ –6470三重四级杆液质联用仪（美国Agilent公司），配有大气压化学离子源（APCI）以及MassHunter数据处理系统；XPE26电子天平（0.001mg，瑞士Mettler Toledo公司）；XP205DR电子天平（0.01mg，瑞士Mettler Toledo公司）；Milli-Q超纯水仪（美国Millipore公司）。

NDMA对照品（批号510166-201902，质量分数97.8%，中国食品药品检定研究院），NDEA对照品（批号510168-201902，质量分数99.7%，中国食品药品检定研究院），NMBA对照品（批号15-KPA-33，质量分数100%，Trc公司），NEiPA对照品（批号34358XM，质量浓度100μg·ml$^{-1}$，Bepure公司），NDiPA对照品（批号LN40778，质量分数98%，J&K公司），NDPA对照品（批号2-JES-152-1，质量分数100%，Trc公司），NDBA对照品（批号G135577，质量分数99.4%，Dr.Ehrenstorfor GmbH公司）；甲醇（质谱级，Fisher Scientific公司）；甲酸（质谱级，Merck公司）；奥美沙坦酯原料药（企业提供）。

### 3.1.1.1.2 色谱及质谱条件

#### A. 色谱条件

采用Agilent Poroshell PFP（100mm×2.1mm，2.7μm）色谱柱，泵混合器与进样器之间接Agilent Poroshell 120 EC–C18（50mm×4.6mm，2.7μm）色谱柱；以0.1%甲酸水溶液为流动相A，甲醇为流动相B，梯度洗脱：0~1.5min，B 10%；1.5~3.0min，B 10%~30%；3.0~5.0min，B 30%~50%；5.0~7.0min，B 50%~55%；7.0~9.0min，B 55%~95%；9.0~10.0min，B 95%；10.0~10.1min，B 95%~10%；10.1~12.0min，B 10%。体积流量0.4ml·min$^{-1}$，柱温40℃，进样体积2μl。

#### B. 质谱条件

采用大气压化学离子源（APCI），优化后的参数如下：干燥气温度250℃，干燥气体积流量4L·min$^{-1}$，雾化气压力241.325kPa，鞘气温度350℃，电离电压1500V，电晕针电流6μA。多反应监测（MRM）模式，监测时间0~7.85min。其他实验参数见表4-4。

表4-4 7个杂质的MRM条件

| 杂质 | 母离子（m/z） | 子离子（m/z） | 碎裂电压（V） | 碰撞电压（V） |
|---|---|---|---|---|
| NDMA | 75.1 | 58.0 | 90 | 10 |
| | | 43.1[*] | 90 | 16 |
| NMBA | 147.1 | 117.1[*] | 75 | 2 |
| | | 87.1 | 75 | 10 |
| | | 44.2 | 75 | 14 |
| NEiPA | 117.1 | 75.0[*] | 70 | 6 |
| | | 47.1 | 70 | 14 |
| NDEA | 103.1 | 75.1[*] | 70 | 7 |
| | | 47.1 | 70 | 13 |
| NDiPA | 131.1 | 89.1[*] | 70 | 4 |
| | | 47.1 | 70 | 12 |
| NDPA | 131.2 | 89.1 | 80 | 6 |
| | | 43.1[*] | 80 | 12 |
| NDBA | 159.2 | 57.1[*] | 80 | 12 |
| | | 41.1 | 80 | 21 |

\*定量离子

### 3.1.1.1.3 对照品与供试品溶液的配制

#### A. 对照品混合溶液的配制

精密称取NDMA对照品9.741mg、NDEA对照品10.95mg、NDiPA对照品10.391mg、

NDPA对照品10.049mg、NDBA对照品10.133mg和NMBA对照品0.996mg，分别置100ml量瓶中，用甲醇溶解并稀释至刻度，摇匀，作为以上各杂质的对照品储备液；精密量取NEiPA对照品溶液1.0ml，置10ml量瓶中，用甲醇稀释至刻度，摇匀，作为NEiPA的对照品储备液。分别精密量取NDMA、NDEA、NDiPA、NDPA和NDBA对照品储备液0.5ml、NMBA和NEiPA对照品储备液5.0ml，置同一50ml量瓶中，用甲醇稀释至刻度，摇匀，作为杂质对照品的混合储备液。精密量取杂质对照品的混合储备液1.0、2.0、1.0、2.0ml，分别置100、100、20、20ml量瓶中，用甲醇稀释至刻度，摇匀，制成总质量浓度为10、20、50、100ng·ml$^{-1}$的混合对照品溶液；精密量取100ng·ml$^{-1}$的混合对照品溶液1.0、2.0、5.0ml，分别置100ml量瓶中，用甲醇稀释至刻度，摇匀，制成总质量浓度为1、2、5ng·ml$^{-1}$的混合对照品溶液。以1、2、5、10、20、50、100ng·ml$^{-1}$的溶液作为混合线性对照品溶液。

B. 供试品溶液的配制

取奥美沙坦酯原料药约100mg，精密称定，置5ml量瓶中，加甲醇适量，超声使溶解，放至室温后，用甲醇稀释至刻度，摇匀，即得。

3.1.1.1.4 专属性实验

取甲醇、20ng·ml$^{-1}$混合杂质对照品溶液2μl注入色谱仪，在3.1.1.1.2项下色谱条件下分别进样，记录色谱图（图4-1）。在所建立的色谱和质谱条件下，7个亚硝胺类杂质的保留时间分别为1.30、2.04、3.48、4.59、5.45、5.69、7.33min，7个杂质峰完全分离。由于NMBA存在顺反异构体，其色谱峰存在肩峰，定量分析时合并峰面积进行计算。空白溶剂对检测无干扰。

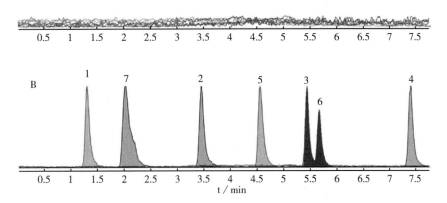

**图4-1 甲醇（A）和混合对照品溶液（B）提取离子流色谱图**

1-NDMA；2-NDEA；3-NDPA；4-NDBA；5-NEiPA；6-NDiPA；7-NMBA

3.1.1.1.5　线性关系考察

分别取3.1.1.1.3项下A.各个质量浓度的混合线性对照品溶液2μl注入色谱仪进行测定，以质量浓度为横坐标（$X$），峰面积为纵坐标（$Y$）进行线性回归，见表4–5。结果显示各杂质在其线性范围内与其峰响应值呈良好的线性关系。

3.1.1.1.6　检测限与定量限

取3.1.1.1.3项下A.制备的杂质对照品混合储备液，用甲醇逐级稀释，直至各杂质峰的信噪比（S/N）约为10时的质量浓度作为定量限（LOQ），S/N约为3时的浓度作为检测限（LOD），各杂质的LOD和LOQ结果见表4–5。

表4–5　7个杂质回归方程和相关系数、LOD和LOQ

| 杂质名称 | 回归方程 | $r$ | LOD（ng·ml⁻¹） | LOQ（ng·ml⁻¹） |
|---|---|---|---|---|
| NDMA | $Y=3507.1X+629.4$ | 0.9998 | 0.19 | 0.65 |
| NMBA | $Y=1767.8X+49.1$ | 0.9999 | 0.15 | 0.51 |
| NDEA | $Y=1026.0X-788.2$ | 0.9995 | 0.08 | 0.27 |
| NEiPA | $Y=4388.3X-3704.7$ | 0.9999 | 0.09 | 0.30 |
| NDiPA | $Y=3741.2X-3988.8$ | 0.9996 | 0.02 | 0.06 |
| NDPA | $Y=3847.8X-3390.9$ | 0.9997 | 0.04 | 0.12 |
| NDBA | $Y=3370.9X-2242.6$ | 0.9998 | 0.14 | 0.42 |

3.1.1.1.7　进样精密度和重复性

取3.1.1.1.3项下A.制备的1ng·ml⁻¹的混合线性对照品溶液，按照3.1.1.1.2项下色谱条件连续进样6次，计算得各杂质峰面积的相对标准偏差（RSD）值分别为2.84%、2.03%、3.83%、1.33%、3.50%、2.69%、3.03%，结果表明进样精密度良好。

取同一批次的奥美沙坦酯原料药（批号AM0180504），按3.1.1.1.3项下方法平行制备6份供试品溶液，按照3.1.1.1.2项下色谱条件进样检测，各杂质均未检出。称取同一批次的奥美沙坦酯原料药（批号AM0180504）约200mg，置2ml量瓶中，用3.1.1.1.3项下制备的10ng·ml⁻¹混合线性对照品溶液溶解并稀释至刻度，摇匀，平行制备6份，按照3.1.1.1.2项下色谱条件进样检测，计算得各杂质峰面积的RSD值分别为1.62%、3.33%、1.00%、0.80%、1.11%、1.46%、2.16%。表明方法具有良好的重复性。

3.1.1.1.8　加样回收率试验

精密称取同一批次的奥美沙坦酯原料药9份，每份约100mg，置5ml量瓶中，精密加入3.1.1.1.3项下A.制备的1、10、100ng·ml⁻¹的混合线性对照品溶液溶解并稀释至刻度，低、中、高3个质量浓度点的供试品各3份，按照3.1.1.1.2项下色谱条件进样检测，见表4–6。结果表明方法的回收率良好。

表4-6　奥美沙坦酯加样回收率（n=3）

| 化合物 | 低浓度 | | 中浓度 | | 高浓度 | | 平均回收率（%） |
|---|---|---|---|---|---|---|---|
| | 回收率（%） | RSD（%） | 回收率（%） | RSD（%） | 回收率（%） | RSD（%） | |
| NDMA | 90 | 1.7 | 85 | 3.2 | 87 | 2.7 | 87 |
| NMBA | 91 | 2.5 | 111 | 3.9 | 117 | 0.8 | 106 |
| NDEA | 88 | 1.6 | 105 | 3.2 | 95 | 1.4 | 96 |
| NEiPA | 115 | 1.0 | 97 | 2.1 | 94 | 3.3 | 102 |
| NDiPA | 91 | 2.6 | 102 | 2.1 | 94 | 4.1 | 96 |
| NDPA | 83 | 2.8 | 101 | 1.0 | 92 | 3.4 | 92 |
| NDBA | 91 | 2.4 | 99 | 2.0 | 95 | 2.4 | 95 |

### 3.1.1.1.9　讨论

奥美沙坦酯在水中几乎不溶，在甲醇中微溶，故本研究选择以甲醇为溶剂，超声10min使溶解后，定量稀释制备质量浓度约为20mg·ml$^{-1}$的供试品溶液。7个N-亚硝胺类杂质极性差异较大，在反相色谱中，NDMA最先出峰，且会有很强的溶剂效应，NDBA最后出峰。在检测条件摸索阶段，首先对色谱柱进行了考察，采用Agilent InfinityLab Poroshell 120 SB-AQ（3.0mm×150mm，2.7μm）和Agilent ZORBAX Eclipse Plus C18（3.0mm×150mm，1.8μm）时，NDMA均可获得更好的峰型，但奥美沙坦酯无法和NDBA完全分离，严重干扰NDBA的检测，最终选择Agilent Poroshell PFP（100mm×2.1mm，2.7μm）色谱柱，调整色谱条件，使奥美沙坦酯在NDBA之后出峰，且出峰时间间隔大于1min，消除奥美沙坦酯对NDBA检测的干扰，同时质谱采集时间设定为0~7.85min，7.85min后进入废液，以避免高浓度的奥美沙坦酯对质谱的污染。另外还对进样体积进行了考察，当进样体积大于3μl时，由于溶剂效应，NDMA峰型明显变差，为保证检测灵敏度，进样体积最终设定为2μl。

本研究试验初期，甲醇空白溶液在NDBA出峰处存在干扰峰，经过排查发现该干扰峰为流动相中的水引入，考察了不同来源的超纯水，均存在此干扰物质，差异仅在于量的不同。为去除该干扰物质，检测时在混合器与进样器之间加接Agilent Poroshell 120 EC-C18（50mm×4.6mm，2.7μm）色谱柱，通过2次分离，延长干扰峰保留时间，从而去除其对NDBA的干扰。

在试验过程中，NDiPA的回收率始终较低（20%~50%），结合液相色谱发现在NDiPA出峰处存在较大干扰峰，抑制了NDiPA的电离，并且该干扰峰随着放置时间迅速增加，每1h该干扰峰的峰面积增加约50%。有文献报道奥美沙坦酯溶于甲醇后会降解，产生干扰。为此对色谱条件进行优化，使NDiPA峰与干扰峰达到基线分离，同时，为了保证测定结果的准确性，所有供试品相关溶液均为临用新制。

由于以甲醇作为溶剂，产生了一定程度的溶剂效应，从而降低了检测方法的灵敏度，为满足奥美沙坦酯中遗传毒性杂质控制限度的要求，提高供试品溶液的浓度至20mg·ml$^{-1}$，高浓度的奥美沙坦酯进入色谱系统可能损坏色谱柱或污染离子源，为此，可能需要对溶剂或前处理方式进行进一步优化。

### 3.1.1.2　UPLC-MS/MS法测定替米沙坦原料药中6个*N*-亚硝胺类遗传毒性杂质

#### 3.1.1.2.1　仪器与试药

Agilent 1290 Infinity Ⅱ–6470三重四极杆液质联用仪（美国Agilent公司），配有大气压化学离子源（APCI）以及MassHunter数据处理系统；XPE26电子天平（0.001mg，瑞士Mettler Toledo公司）；XP205DR电子天平（0.01mg，瑞士Mettler Toledo公司）；Milli–Q超纯水仪（美国Millipore公司）。

NDMA对照品（批号982919M，纯度100ng·ml$^{-1}$，Dr.Ehrenstorfer GmbH公司），NDEA对照品（批号G126500，质量分数99.8%，Dr.Ehrenstorfer GmbH公司），NMBA对照品（批号15–KPA–33，质量分数100%，Trc公司），NEiPA对照品（批号34358XM，质量浓度100μg·ml$^{-1}$，Bepure公司），NDiPA对照品（批号LN40778，质量分数98%，J&K公司），NDBA对照品（批号G135577，质量分数99.4%，Dr.Ehrenstorfor GmbH公司）；甲醇（质谱级，Merck公司）；甲酸（质谱级，Merck公司）；替米沙坦原料药（企业提供）。

#### 3.1.1.2.2　色谱及质谱条件

**A．色谱条件**

采用Agilent Poroshell PFP（100mm×2.1mm，2.7μm）色谱柱，泵混合器与进样器之间接Agilent Infinity Lab Poroshell 120 SB–AQ（150mm×3.0mm，2.7μm）色谱柱；以0.1%甲酸水溶液为流动相A，甲醇为流动相B，梯度洗脱：0~0.5min，B 5%；0.5~0.6min，B 5%~20%；0.6~3.0min，B 20%；3.0~8.0min，B 20%~45%；8.0~8.1min，B 45%~50%；8.1~12.0min，B 50%；12.0~12.1min，B 50%~95%；12.1~15.0min，B 95%；15.0~15.1min，B 95%~5%；15.1~18.0min，B 5%。体积流量0.5ml·min$^{-1}$，柱温50℃，进样体积10μl。

**B．质谱条件**

采用大气压化学离子源（APCI），优化后的参数如下：干燥气温度350℃，干燥气体积流量5L·min$^{-1}$，雾化气压力35psi，鞘气温度350℃，电离电压2500V，电晕针电流6μA。多反应监测（MRM）模式，监测时间0~14.00min。其他实验参数见表4–7。

表4–7　7个杂质的MRM条件

| 杂质 | 母离子（*m/z*） | 子离子（*m/z*） | 碎裂电压（V） | 碰撞电压（V） |
|---|---|---|---|---|
| NDMA | 75.1 | 58.0 | 100 | 12 |
| | | 43.1[*] | 100 | 15 |
| NMBA | 147.1 | 117.1[*] | 75 | 2 |
| | | 87.1 | 75 | 10 |
| | | 44.2 | 75 | 14 |
| NEiPA | 117.1 | 75.0[*] | 70 | 6 |
| | | 47.1 | 70 | 14 |

续表

| 杂质 | 母离子（m/z） | 子离子（m/z） | 碎裂电压（V） | 碰撞电压（V） |
|------|------|------|------|------|
| NDEA | 103.1 | 75.1* | 70 | 7 |
| | | 47.1 | 70 | 13 |
| NDiPA | 131.1 | 89.1* | 70 | 4 |
| | | 47.1 | 70 | 12 |
| NDBA | 159.2 | 57.1* | 80 | 12 |
| | | 41.1 | 80 | 21 |

*定量离子

#### 3.1.1.2.3　对照品与供试品溶液的配制

A. 对照品混合溶液的配制

分别精密称取NDMA、NMBA、NEiPA、NDEA、NDiPA和NDBA各适量，用水–甲醇（80：20）定量稀释制成每1ml中分别约含1、2、4、5、8、10、20ng的混合杂质对照品溶液（可根据供试品溶液中杂质量对浓度点进行适当调整）。

B. 供试品溶液的配制

取本品约100mg，置具塞离心管中，精密加入甲醇1ml，涡旋1min，超声15min，精密加入水4ml，涡旋1min，继续超声15min，于8000rpm离心10min后，用PVDF滤膜滤过，取续滤液作为供试品溶液。

#### 3.1.1.2.4　专属性实验

取水–甲醇（80：20）、5ng·ml⁻¹混合杂质对照品溶液10μl注入色谱仪，在3.1.1.2.2项下色谱条件下分别进样，记录色谱图（图4-2）。在所建立的色谱和质谱条件下，6个亚硝胺类杂质的保留时间分别为3.76、5.03、6.97、9.00、13.38min，6个杂质峰完全分离。由于NMBA存在顺反异构体，其色谱峰存在肩峰，定量分析时合并峰面积进行计算。空白溶剂对检测无干扰。

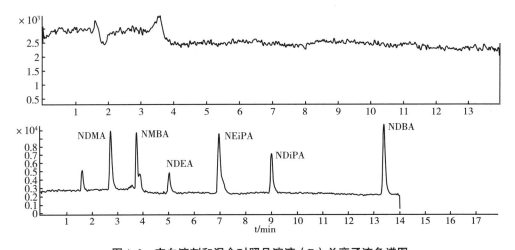

图4-2　空白溶剂和混合对照品溶液（B）总离子流色谱图

### 3.1.1.2.5 线性关系考察

精密称取NDEA、NDiPA、NDBA对照品各约10mg，分别置100ml量瓶中，加甲醇使溶解并稀释至刻度，摇匀，作为NDEA、NDiPA、NDBA对照品储备液（约100μg·ml⁻¹）；另精密称取NMBA对照品约1mg，置100ml量瓶中，加甲醇使溶解并稀释至刻度，摇匀，作为NMBA对照品储备液（约10μg·ml⁻¹）；精密量取NEiPA对照品溶液1ml，置10ml量瓶中，用甲醇稀释至刻度，摇匀，作为NEiPA对照品储备液（约10μg·ml⁻¹），精密量取NDMA对照品溶液1ml，置10ml量瓶中，用甲醇稀释至刻度，摇匀，作为NDMA对照品储备液（约10μg·ml⁻¹）。分别精密量取NDEA、NDiPA、NDBA对照品储备液0.5ml、NMBA对照品储备液5ml、NEiPA对照品储备液5ml和NDMA对照品储备液5ml，置同一50ml量瓶中，用水-甲醇（80：20）稀释至刻度，摇匀，精密量取5ml，置50ml量瓶中，用水-甲醇（80：20）稀释至刻度，摇匀作为混合杂质对照品储备液（约100ng·ml⁻¹），精密量取适量，以水-甲醇（80：20）为稀释剂，按表4-8制备线性溶液。各杂质在其线性范围内与其峰响应值呈良好的线性关系。

表4-8　线性溶液制备

| 编号 | 移取量（ml） | 量瓶（ml） | 浓度（ng·ml⁻¹） |
|---|---|---|---|
| 1 | 1 | 100 | 1 |
| 2 | 2 | 100 | 2 |
| 3 | 4 | 100 | 4 |
| 4 | 5 | 100 | 5 |
| 5 | 4 | 50 | 8 |
| 6 | 5 | 50 | 10 |
| 7 | 5 | 25 | 20 |

### 3.1.1.2.6 检测限与定量限

灵敏度溶液：取3.1.1.2.5项中100ng·ml⁻¹的混合杂质对照品溶液，以水-甲醇（80：20）为稀释剂逐级稀释，进样检测，直至各杂质峰的信噪比（S/N）约为10时的质量浓度作为定量限（LOQ），S/N约为3时的浓度作为检测限（LOD），各杂质的LOD和LOQ结果见表4-9。

表4-9　6个杂质回归方程和相关系数、LOD和LOQ

| 杂质名称 | 回归方程 | r | LOD（ng·ml⁻¹） | LOQ（ng·ml⁻¹） |
|---|---|---|---|---|
| NDMA | $Y=7789X-4$ | 0.9999 | 0.22 | 0.73 |
| NMBA | $Y=3100X+105$ | 0.9998 | 0.07 | 0.22 |
| NDEA | $Y=2418X+29$ | 0.9999 | 0.29 | 0.98 |

| 杂质名称 | 回归方程 | r | LOD（ng·ml⁻¹） | LOQ（ng·ml⁻¹） |
|---|---|---|---|---|
| NEiPA | $Y=11135X-1284$ | 0.9999 | 0.07 | 0.23 |
| NDiPA | $Y=3696X-435$ | 0.9999 | 0.05 | 0.15 |
| NDBA | $Y=8530X-210$ | 0.9999 | 0.05 | 0.15 |

### 3.1.1.2.7 进样精密度和重复性

取3.1.1.2.5项下制备的1ng·ml⁻¹的混合线性对照品溶液，按照3.1.1.2.3项下色谱条件连续进样6次，计算得各杂质峰面积的相对标准偏差（RSD）值分别为3.67%、2.62%、3.35%、3.13%、2.82%、3.28%，结果表明进样精密度良好。

取同一批次的替米沙坦原料药，按3.1.1.2.2项下方法平行制备6份供试品溶液，按照3.1.1.2.3项下色谱条件进样检测，各杂质均未检出。表明方法具有良好的重复性。

### 3.1.1.2.8 加样回收率试验

低浓度加标供试品溶液（1ng·ml⁻¹）：取本品约100mg，精密称定，置具塞离心管中，精密加入5ng·ml⁻¹的混合杂质对照品溶液1ml，涡旋1min，超声15min，精密加入水4ml，涡旋1min，超声15min后，于8000rpm离心10min，用PVDF滤膜滤过，取续滤液作为供试品溶液。平行制备3份。

中浓度加标供试品溶液（5ng·ml⁻¹：取本品约100mg，精密称定，置具塞离心管中，精密加入25ng·ml⁻¹的混合杂质对照品溶液1ml，涡旋1min，超声15min，精密加入水4ml，涡旋1min，超声15min后，于8000rpm离心10min，用PVDF滤膜滤过，取续滤液作为供试品溶液。平行制备3份。

高浓度加标供试品溶液（10ng·ml⁻¹）：取本品约100mg，精密称定，置具塞离心管中，精密加入50ng·ml⁻¹的混合杂质对照品溶液1ml，涡旋1min，超声15min，精密加入水4ml，涡旋1min，超声15min后，于8000rpm离心10min，用PVDF滤膜滤过，取续滤液作为供试品溶液。平行制备3份。结果（表4-10）表明方法的回收率良好。

表4-10 替米沙坦加样回收率（$n=3$）

| 化合物 | 低浓度 | | 中浓度 | | 高浓度 | | 平均回收率（%） |
|---|---|---|---|---|---|---|---|
| | 回收率（%） | RSD（%） | 回收率（%） | RSD（%） | 回收率（%） | RSD（%） | |
| NDMA | 91 | 4.4 | 95 | 1.1 | 95 | 1.8 | 94 |
| NMBA | 87 | 2.9 | 90 | 1.7 | 90 | 0.6 | 89 |
| NDEA | 105 | 3.4 | 100 | 4.1 | 102 | 0.04 | 102 |
| NEiPA | 90 | 2.3 | 98 | 1.2 | 100 | 1.0 | 96 |
| NDiPA | 106 | 3.4 | 101 | 2.1 | 100 | 0.58 | 103 |
| NDBA | 92 | 4.3 | 92 | 1.3 | 90 | 1.9 | 91 |

### 3.1.1.2.9 讨论

甲醇空白溶液在NDBA出峰处存在干扰峰，经过排查发现该干扰峰为流动相中的水引入，考察了不同来源的超纯水，均存在此干扰物质，差异仅在于量的不同。为去除该干扰物质，检测时在混合器与进样器之间加接Agilent Poroshell 120 EC–C18（50mm×4.6mm，2.7μm）色谱柱，通过2次分离，延长干扰峰保留时间，从而去除其对NDBA的干扰。

### 3.1.1.3 UPLC-MS/MS法同时测定氯沙坦钾和缬沙坦中7个亚硝胺类遗传毒性杂质

#### 3.1.1.3.1 仪器与试药

Agilent 1290 Infinity Ⅱ –6470三重四级杆液质联用仪（美国Agilent公司），大气压化学离子源（APCI），MassHunter数据处理系统；XPE26电子天平（0.001mg，瑞士Mettler Toledo公司），XP205DR电子天平（0.01mg，瑞士Mettler Toledo公司），Milli–Q超纯水仪（美国Millipore公司）。

甲醇（质谱级，Fisher Scientific公司），甲酸（质谱级，Merck公司）；N–亚硝基二甲胺（批号510166–201902，纯度97.8%，中国食品药品检定研究院），N–亚硝基二乙胺（批号510168–201902，纯度99.7%，中国食品药品检定研究院），N–亚硝基–4–甲基–4–氨基丁酸（批号15–KPA–33，纯度100%，Trc公司），N–亚硝基乙基异丙基胺（批号34358XM，含量100μg·ml⁻¹，Bepure公司），N–亚硝基二异丙胺（批号LN40778，纯度98%，J&K公司），N–亚硝基二丙胺（批号G135577，纯度99.4%，Dr.Ehrenstorfor GmbH公司）；氯沙坦钾原料药（企业提供），缬沙坦原料药（企业提供）。

#### 3.1.1.3.2 色谱及质谱条件

A. 色谱条件

采用Agilent InfinityLab Poroshell 120 SB–AQ（3.0mm×150mm，2.7μm）色谱柱；泵混合器与进样器之间接Agilent Poroshell 120 EC–C18（4.6mm×50mm，2.7μm）色谱柱；0.1%甲酸水溶液为流动相A，甲醇为流动相B，梯度洗脱：0~0.5min，B 5%；0.5~0.6min，B 5%~20%；0.6~3.0min，B 20%；3.0~8.0min，B 20%~45%；8.0~8.1min，B 45%~50%；8.1~12.0min，B 50%；12.0~12.1min，B 50%~95%；12.1~15.0min，B 95%；15.0~15.1min，B 95.0%~5%；15.1~18.0min，B 5%；流速为0.5ml·min⁻¹；柱温50℃；进样器温度20℃；进样体积5μl。

B. 质谱条件

用大气压化学离子源（APCI），优化后的参数如下：干燥气温度325℃，干燥气流速4L·min⁻¹，雾化气压力35psi，鞘气温度350℃，电离电压2500V，电晕针电流6μA。多反应监测（MRM）模式，监测时间0~14.0min。其他实验参数见表4–11。

表4-11 7个杂质的质谱条件

| 杂质 | 母离子（m/z） | 子离子（m/z） | 碎裂电压（V） | 碰撞电压（V） |
|------|------|------|------|------|
| NDMA | 75.1 | 58.0 | 90 | 10 |
| | | 43.1* | 90 | 16 |
| NMBA | 147.1 | 117.1* | 75 | 2 |
| | | 87.1 | 75 | 10 |
| | | 44.2 | 75 | 14 |
| NEIPA | 117.1 | 75.0* | 70 | 6 |
| | | 47.1 | 70 | 14 |
| NDEA | 103.1 | 75.1* | 70 | 7 |
| | | 47.1 | 70 | 13 |
| NDIPA | 131.1 | 89.1* | 70 | 4 |
| | | 47.1 | 70 | 12 |
| DPNA | 131.2 | 89.1 | 80 | 6 |
| | | 43.1* | 80 | 12 |
| NDBA | 159.2 | 57.1* | 80 | 12 |
| | | 41.1 | 80 | 21 |

*定量离子

### 3.1.1.3.3 对照品与供试品溶液的配制

A．对照品混合溶液的配制

稀释剂　以水为氯沙坦钾系统的稀释剂，以甲醇为缬沙坦系统的稀释剂。

对照品储备液　分别精密称取NDMA、NMBA、NDEA、NEiPA、NDiPA、NDPA和NDBA对照品适量，用甲醇溶解并稀释制成每1ml中均约含1μg的混合对照品储备液。

B．供试品溶液的配制

精密称取氯沙坦钾原料药约200mg，置2ml量瓶中，加水溶解并稀释至刻度，摇匀，作为氯沙坦钾的供试品溶液。

精密称取缬沙坦原料药约200mg，置2ml量瓶中，加甲醇溶解并稀释至刻度，摇匀，作为缬沙坦的供试品溶液。

### 3.1.1.3.4 专属性实验

取空白溶液（水、甲醇）和100ng·ml⁻¹的混合杂质对照品溶液，分别进样，记录色谱图（图4-3，图4-4），在所建立的色谱和质谱条件下，7个亚硝胺类杂质的保留时间分别为2.72、3.73、4.99、6.90、8.93、9.56、13.29min，7个杂质峰完全分离。由于NMDA和NEiPA存在顺反异构体，其色谱峰存在肩峰，定量分析时合并峰面积进行计算。空白溶剂对检测无干扰。

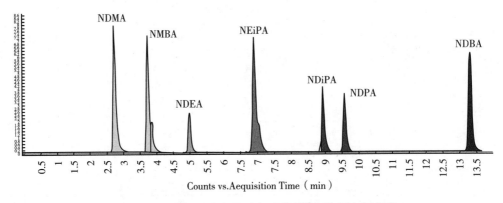

**图4-3 水稀释混合杂质对照品溶液提取离子流色谱图**

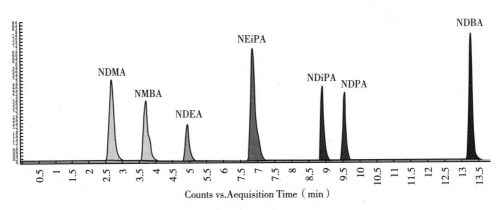

**图4-4 甲醇稀释混合杂质对照品溶液提取离子流色谱图**

### 3.1.1.3.5 线性关系考察

精密量取3.1.1.3.3项下A.混合对照品储备液适量，用水分别稀释制成1、2、4、5、10、20、30、50、100ng·ml$^{-1}$的对照品溶液，作为氯沙坦钾系统的线性溶液；另以甲醇为稀释剂，同法制备缬沙坦系统的线性溶液。取上述溶液分别进样，记录色谱图，以浓度（$X$，ng·ml$^{-1}$）为横坐标，峰面积$Y$为纵坐标进行线性回归。结果见表4-12、表4-13，各杂质在其线性范围内与其峰响应值呈良好的线性关系。

**表4-12 水稀释混合杂质对照品7种杂质回归方程和相关系数、检测限和定量限**

| 化合物 | 回归方程 | $r$ | LOD（ng·ml$^{-1}$） | LOQ（ng·ml$^{-1}$） |
|---|---|---|---|---|
| NDMA | $Y=4087.1X-2023.6$ | 0.9999 | 0.22 | 0.75 |
| NMBA | $Y=4969.2X-4178.8$ | 0.9994 | 0.09 | 0.29 |
| NDEA | $Y=1346.0X-1016.4$ | 0.9998 | 0.23 | 0.76 |
| NEiPA | $Y=6298.3X-3472.8$ | 0.9999 | 0.03 | 0.09 |
| NDiPA | $Y=5045.1X-4029.0$ | 0.9997 | 0.03 | 0.10 |
| NDPA | $Y=4614.4X-4193.1$ | 0.9993 | 0.07 | 0.24 |
| NDBA | $Y=4347.0X-4374.2$ | 0.9988 | 0.04 | 0.14 |

表4-13　甲醇稀释混合杂质对照品7种杂质回归方程和相关系数、检测限和定量限

| 化合物 | 回归方程 | $r$ | LOD（ng·ml$^{-1}$） | LOQ（ng·ml$^{-1}$） |
|---|---|---|---|---|
| NDMA | $Y=4503.7X-1512.5$ | 0.9999 | 0.29 | 0.95 |
| NMBA | $Y=4091.7X-2356.2$ | 0.9998 | 0.11 | 0.37 |
| NDEA | $Y=1568.1X-1183.9$ | 0.9998 | 0.28 | 0.92 |
| NEiPA | $Y=7336.8X-3089.1$ | 0.9999 | 0.05 | 0.17 |
| NDiPA | $Y=5967.5X-3885.0$ | 0.9997 | 0.05 | 0.18 |
| NDPA | $Y=5446.0X-3678.7$ | 0.9999 | 0.11 | 0.36 |
| NDBA | $Y=5563.2X-2038.9$ | 0.9999 | 0.06 | 0.21 |

#### 3.1.1.3.6　检测限与定量限

取3.1.1.3.3项下A.混合对照品储备液，用水逐级稀释，直至各杂质峰的信噪比（S/N）约为10时的浓度作为定量下限，S/N约为3时的浓度作为检测下限；同法测定甲醇逐级稀释的定量下限和检测下限。各杂质的检测下限和定量下限结果见表4-12、表4-13。

#### 3.1.1.3.7　进样精密度和重复性

取3.1.1.3.5项下1ng·ml$^{-1}$的线性溶液，连续进样6次，水稀释溶液计算得各杂质峰面积的RSD分别为3.78%、3.33%、3.37%、3.10%、1.92%、3.58%和3.74%，甲醇稀释溶液计算得各杂质峰面积的RSD分别为2.11%、1.86%、3.88%、1.19%、1.50%、3.49%和3.56%。结果表明进样精密度良好。

取氯沙坦钾原料药，按3.1.1.3.3项下B.方法平行制备6份供试品溶液，进样检测，各杂质均未检出；称取氯沙坦钾原料药约200mg，置2ml量瓶中，用3.1.1.3.5项下10ng·ml$^{-1}$的线性溶液溶解并稀释至刻度，摇匀，平行制备6份，进样检测，计算得各杂质峰面积的RSD分别为2.21%、3.03%、1.89%、1.54%、1.09%、1.79%和2.63%。

取缬沙坦原料药，按3.1.1.3.3项下B.方法平行制备6份供试品溶液，进样检测，各杂质均为检出；称取缬沙坦原料药约200mg，置2ml量瓶中，用3.1.1.3.5项下10ng·ml$^{-1}$的线性溶液溶解并稀释至刻度，摇匀，平行制备6份，进样检测，计算得各杂质峰面积的RSD分别为1.20%、2.52%、1.71%、1.00%、2.32%、2.88%和1.69%。结果表明方法具有良好的重复性。

#### 3.1.1.3.8　溶液稳定性试验

取3.1.1.3.7项下一份重复性试验供试品溶液，分别在0、4、8、12h进样检测，结果氯沙坦钾重复性性溶液中各杂质峰面积的RSD（$n=4$）分别为1.11%、1.19%、3.47%、1.10%、2.50%、1.91%和1.16%。缬沙坦重复性性溶液中各杂质峰面积的RSD（$n=4$）分别为1.28%、1.70%、1.97%、2.53%、1.32%、0.48%和2.99%。表明氯沙坦钾溶液和缬沙坦溶液12h内稳定。

### 3.1.1.3.9 加样回收率试验

精密称取氯沙坦钾原料药9份，每份约200mg，置2ml量瓶中，精密加入3.1.1.3.5项下约1、10、100ng·ml$^{-1}$的水稀释杂质混合对照品溶液溶解并稀释至置刻度，3个浓度点的供试品各3份，进样检测，结果见表4-14。

精密称取缬沙坦原料药9份，每份约200mg，置2ml量瓶中，精密加入3.1.1.3.5项下约1、10、100ng·ml$^{-1}$的水稀释杂质混合对照品溶液溶解并稀释至置刻度，3个浓度点的供试品各3份，进样检测，结果见表4-15。结果表明方法回收率良好。

表4-14　氯沙坦钾加样回收率（ $n$=3 ）

| 化合物 | 低浓度 | | 中浓度 | | 高浓度 | |
|---|---|---|---|---|---|---|
| | 回收率（%） | RSD（%） | 回收率（%） | RSD（%） | 回收率（%） | RSD（%） |
| NDMA | 79 | 3.3 | 101 | 2.9 | 99 | 1.8 |
| NMBA | 79 | 4.8 | 98 | 1.7 | 84 | 0.8 |
| NDEA | 86 | 4.3 | 104 | 2.1 | 100 | 0.9 |
| NEiPA | 98 | 0.5 | 104 | 0.8 | 100 | 1.2 |
| NDiPA | 96 | 4.2 | 108 | 0.5 | 101 | 2.3 |
| NDPA | 95 | 1.0 | 108 | 1.1 | 100 | 1.1 |
| NDBA | 99 | 1.8 | 114 | 1.3 | 108 | 3.0 |

表4-15　缬沙坦加样回收率（ $n$=3 ）

| 化合物 | 低浓度 | | 中浓度 | | 高浓度 | |
|---|---|---|---|---|---|---|
| | 回收率（%） | RSD（%） | 回收率（%） | RSD（%） | 回收率（%） | RSD（%） |
| NDMA | 94 | 4.1 | 98 | 3.4 | 91 | 2.5 |
| NMBA | 81 | 4.1 | 86 | 4.1 | 84 | 2.5 |
| NDEA | 86 | 3.4 | 99 | 1.7 | 90 | 2.9 |
| NEiPA | 95 | 1.7 | 93 | 2.1 | 93 | 1.1 |
| NDiPA | 85 | 2.0 | 101 | 0.8 | 90 | 2.7 |
| NDPA | 90 | 3.5 | 98 | 2.2 | 91 | 1.3 |
| NDBA | 105 | 4.1 | 92 | 3.2 | 92 | 2.7 |

### 3.1.1.3.10 讨论

本研究试验初期，水空白和甲醇空白在NDBA出峰处都存在干扰峰，经过排查发现该干扰峰为流动相中的水引入，色谱条件的初试比例为0.1%甲酸水溶液-甲醇（95∶5），该干扰物质在大比例水相的情况下富集于色谱柱的柱头，随着有机相比例的增加与NDBA被一同洗脱，与NDBA具有完全一致的色谱行为，无法通过调节色谱条件去除干扰。尝试不同来源的超纯水，都有该干扰物质，但存在量的差异。为去除该干扰物质，首先尝试在水相泵后加接一个Agilent Poroshell 120 EC-C18

（4.6mm×50mm，2.7μm）色谱柱，由于该色谱柱为100%水相通过，干扰物质可被该色谱柱捕获，但连续进样一段时间后，由于超出的色谱柱的容量，干扰峰再次出现，再次尝试在混合器与进样器之间加接Agilent Poroshell 120 EC-C18（4.6mm×50mm，2.7μm）色谱柱，通过2次分离，干扰峰保留时间延长，与NDBA得到的完全分离（图4-5，图4-6），从而去除了对NDBA的干扰。

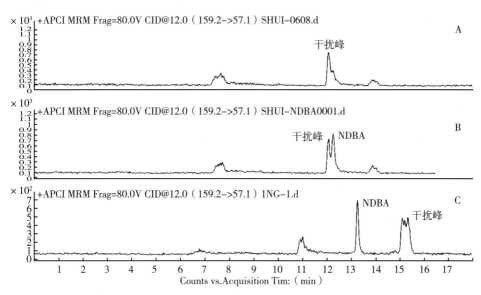

**图4-5** 水空白（A，未接色谱柱）、水稀释混合对照品溶液（B，未接色谱柱）、水稀释混合对照品溶液（C，接色谱柱）NDBA提取离子流色谱图

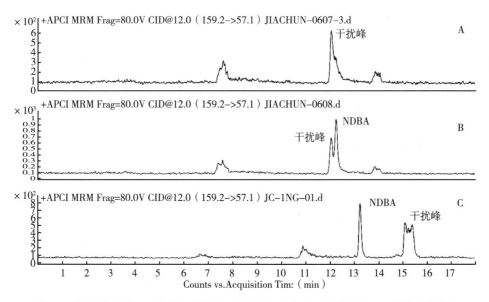

**图4-6** 甲醇空白（A，未接色谱柱）、甲醇稀释混合对照品溶液（B，未接色谱柱）、甲醇稀释混合对照品溶液（C，接色谱柱）NDBA提取离子流色谱图

配制浓度约为100ng·ml$^{-1}$的7个杂质的混合照品溶液，进样，以APCI$^{+}$扫描方式进行一级质谱扫描，考察目标化合物的准分子离子峰［M+H］$^{+}$，确定母离子后，进行二级质谱扫描，取丰度较高且相对稳定的碎片离子作为定量、定性离子，并优化碎裂电压（fragmentor）和碰撞电压（collision energy）。

7种亚硝胺类杂质中NDBA在高浓度有机相条件下可被洗脱，与供试品溶液中主峰的洗脱时间最为接近，通过调节色谱条件，使NDBA峰具有良好峰型的情况下，与氯沙坦钾峰和缬沙坦峰之间的出峰时间间隔大于1min，供试品溶液中氯沙坦钾和缬沙坦的浓度高达100mg·ml$^{-1}$，质谱采集时间设定为0~14min，以避免高浓度主成分对质谱的污染。

根据氯沙坦钾和缬沙坦的溶解性，分别以水和甲醇作为稀释剂，由于溶剂效应的存在，以甲醇溶解稀释的对照品溶液中，各杂质峰明显展宽，灵敏度也较水溶解稀释的对照品溶液有所降低，根据试验结果，甲醇溶解稀释的对照品溶液灵敏度最低的NDMA的检测限和定量限分别为0.29ng·ml$^{-1}$和0.95ng·ml$^{-1}$，相当于供试品溶液浓度的0.0029μg·g$^{-1}$和0.0095μg·g$^{-1}$，完全可以满足缬沙坦质量控制的需求。

### 3.1.1.4　UPLC-MS/MS法测定替米沙坦中16种N-亚硝胺类遗传毒性杂质

#### 3.1.1.4.1　仪器与试药

ACQUITY 1CLASS PLUS超高效液相色谱仪、Xevo TQ-XS三重四级杆质谱检测器（美国Waters公司），XP205DR电子天平（0.01mg，瑞士Mettler Toledo公司），XPE26电子天平（0.001mg，瑞士Mettler Toledo公司），E300K高速离心机（德国Hermle公司）。

甲醇（Merck KgaA公司，LC-MS级），水（Fisher Chemical公司，LC-MS级），甲酸（SIGMA-ALDRICH公司，LC-MS级）；1对照品（纯度100%，批号6-NSR-68-4）、4对照品（纯度100%，批号4-RAJ-74-1）、7对照品（纯度100%，批号5-RFS-156-5）均购于加拿大Trc公司，3对照品（纯度99.0%，批号0727-RB-0022）、6对照品（纯度98.4%，批号0713-RB-0026）、11对照品（纯度98.7%，批号0713-RB-0002）、12对照品（纯度99.0%，批号0514-RB-0001）、13对照品（纯度100%，批号0713-RB-0003）、15对照品（纯度99.0%，批号1205-RA-0006）均购于美国CATO公司，9对照品（纯度100%，批号001/HTS-032H/0320）由印度Dr.Reddy's公司提供；5对照品（纯度99.9%，批号107501）、8对照品（纯度99.3%，批号15607000）、10对照品（纯度96.1%，批号G661121）均购于美国Dr.Ehrenstorfer公司，2对照品（纯度99.7%，批号510166-202003）、9对照品（纯度99.7%，批号510168-201902）均购于中国食品药品检定研究院，14对照品（纯度98.1%，批号FHT01-IDSC）购于TCI公司；替米沙坦原料药（企业提供）。

#### 3.1.1.4.2　色谱及质谱条件

A．色谱条件

色谱柱为SHIMADZU Shim-pack Velox Biphenyl（2.7μm，4.6mm×150mm）；以0.1%甲酸的水溶液作为流动相A，以0.1%甲酸的甲醇溶液作为流动相B，梯度洗

脱：0~6.0min，B 15%~35%；6.0~10.0min，B 35%~45%；10.0~18.0min，B 45%~80%；
18.0~26.0min，B 80.0%；26.0~26.1min，B 80%~15%；26.1~30.0min，B 15%；流速为
0.55ml·min$^{-1}$，柱温为30℃，进样器温度为5℃，进样量为2μl。

B．质谱条件

采用大气压化学离子源（atmospheric pressure chemical ionization source，APCI），
正离子检测模式，锥孔气体积流量为150L·h$^{-1}$，脱溶剂气体积流量为1000L·h$^{-1}$，离
子源温度为150℃，脱溶剂气温度为320℃，毛细管电流为1.3μA，采集方式为多反应
监测（multiple reaction monitor，MRM）模式，具体参数见表4-16。

表4-16　UPLC-MS/MS的质谱参数

| 化合物 | 保留时间（min） | 母离子（m/z） | 子离子（m/z） | 锥孔电压（V） | 碰撞能量（eV） |
|---|---|---|---|---|---|
| 1 | 5.60 | 119.1 | 44.1* | 25 | 11 |
| | | | 59.1 | | 14 |
| 2 | 6.86 | 75.1 | 58.1* | 50 | 10 |
| | | | 43.0 | | 13 |
| 3 | 7.74 | 184.1 | 98.1* | 4 | 14 |
| | | | 89.0 | | 16 |
| 4 | 7.51 | 114.0 | 84.0* | 15 | 8 |
| | | | 73.1 | | 9 |
| 5 | 9.88 | 117.1 | 87.1* | 30 | 10 |
| | | | 45.1 | | 12 |
| 6 | 10.34 | 147.0 | 117.0* | 15 | 5 |
| | | | 44.0 | | 11 |
| 7 | 11.43 | 89.1 | 61.0* | 20 | 9 |
| | | | 43.0 | | 10 |
| 8 | 12.34 | 101.0 | 55.0* | 30 | 12 |
| | | | 59.1 | | 12 |
| 9 | 13.92 | 103.0 | 61.0* | 20 | 10 |
| | | | 43.0 | | 11 |
| 10 | 14.32 | 103.1 | 75.0* | 28 | 9 |
| | | | 47.1 | | 14 |
| 11 | 16.53 | 115.0 | 69.0* | 30 | 18 |
| | | | 41.0 | | 18 |
| 12 | 16.83 | 117.1 | 75.0* | 22 | 10 |
| | | | 43.1 | | 12 |
| 13 | 18.91 | 131.1 | 43.1* | 30 | 12 |
| | | | 89.1 | | 10 |
| 14 | 19.60 | 131.1 | 89.1* | 30 | 10 |
| | | | 43.1 | | 9 |
| 15 | 20.42 | 137.1 | 107.1* | 20 | 11 |
| | | | 66.0 | | 17 |
| 16 | 23.00 | 159.2 | 103.1* | 20 | 10 |
| | | | 57.1 | | 12 |

*定量离子

3.1.1.4.3 对照品与供试品溶液的配制

A．对照品混合溶液的配制

精密称取1、2、3、4、5、6、7、8、9、10、11、12、13、14、15、16对照品约10mg，置100ml量瓶中，加甲醇溶解并稀释至刻度，摇匀，作为各杂质对照品储备液。

B．供试品溶液的配制

取替米沙坦原料药约250mg，精密称定，置10ml离心管中，精密加入甲醇1ml，涡旋5min，精密加入水4ml，涡旋1min，以10000rpm离心5min，上清液滤过，取续滤液作为供试品溶液。

3.1.1.4.4 专属性实验

取水-甲醇（4：1）溶液、3.1.1.4.5项下5ng·ml⁻¹的线性溶液分别进样检测，记录色谱图（5ng·ml⁻¹的线性溶液的提取离子流色谱图见图4-7），空白溶剂对各杂质的检测无影响，各杂质峰分离完全。由于1、3、6、7、9、12为异构体的混合物，其色谱峰表现为肩峰或双峰，定量分析时合并峰面积进行计算。

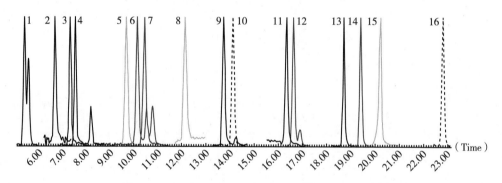

图4-7 对照品溶液提取离子流色谱图（5ng·ml⁻¹）

3.1.1.4.5 线性关系考察

精密量取各杂质对照品储备液100μl，置同一100ml量瓶中，用水-甲醇（4：1）溶液稀释至刻度，摇匀，作为混合对照品储备液，精密量取适量，用水-甲醇（4：1）溶液稀释制成浓度均约为1、2、5、10、15、20ng·ml⁻¹的系列线性溶液，分别取2μl进样检测，记录色谱图，以各杂质对照品浓度（$X$，ng·ml⁻¹）为横坐标，以各杂质对照品的峰面积（$Y$）进行线性回归，所得线性方程见表4-17，各杂质在其测定范围内与其峰面积呈良好的线性关系。

表4-17 各杂质线性范围试验结果

| 化合物 | 线性范围（ng·ml⁻¹） | 线性方程 | 相关系数（$r$） |
| --- | --- | --- | --- |
| 1 | 1.05~21.08 | $Y=28.287X+17.837$ | 0.9990 |
| 2 | 1.01~20.26 | $Y=321.465X+1.156$ | 0.9988 |
| 3 | 1.06~21.21 | $Y=1006.020X+99.613$ | 0.9997 |

| 化合物 | 线性范围（ng·ml⁻¹） | 线性方程 | 相关系数（$r$） |
|---|---|---|---|
| 4 | 1.05~21.00 | $Y=703.535X-163.144$ | 0.9996 |
| 5 | 1.00~9.95 | $Y=2502.630X-170.780$ | 0.9998 |
| 6 | 0.98~19.68 | $Y=610.736X-16.326$ | 0.9991 |
| 7 | 1.00~19.94 | $Y=3864.800X-95.049$ | 0.9996 |
| 8 | 1.15~22.92 | $Y=4037.070X-712.881$ | 0.9996 |
| 9 | 1.01~21.06 | $Y=3633.090X+192.550$ | 0.9998 |
| 10 | 0.99~19.78 | $Y=2459.150X+69.061$ | 0.9999 |
| 11 | 1.09~21.87 | $Y=3423.610X+321.382$ | 0.9999 |
| 12 | 1.01~20.29 | $Y=7627.05X-223.446$ | 0.9993 |
| 13 | 1.04~20.89 | $Y=1419.47X+54.6496$ | 0.9999 |
| 14 | 1.05~21.04 | $Y=4115.87X-216.072$ | 0.9997 |
| 15 | 1.26~25.11 | $Y=2788.61X-919.545$ | 0.9996 |
| 16 | 0.98~19.62 | $Y=4931.79X-2169.39$ | 0.9997 |

### 3.1.1.4.6 检测限与定量限

取3.1.1.4.5项下1ng·ml⁻¹的线性溶液逐步稀释，进样检测，分别在信噪比（S/N）为10、3时作为定量限和检测限。结果显示杂质1、2、3、4、5、6、7、8、9、10、11、12、13、14、15、16的定量限分别为0.70、0.84、0.13、0.53、0.18、0.38、0.25、0.36、0.14、0.09、0.25、0.14、0.37、0.13、0.23、0.33ng·ml⁻¹，检测限分别为0.21、0.26、0.04、0.16、0.05、0.12、0.08、0.11、0.04、0.03、0.08、0.04、0.12、0.04、0.07、0.10ng·ml⁻¹。

### 3.1.1.4.7 进样精密度

取3.1.1.4.5项下5ng·ml⁻¹的线性溶液，进样检测，连续进样6次，计算得杂质1、2、3、4、5、6、7、8、9、10、11、12、13、14、15、16峰面积的RSD分别为2.80%、3.32%、2.59%、3.16%、2.02%、1.89%、2.94%、0.96%、1.88%、1.26%、3.23%、2.28%、3.57%、2.81%、3.61%、2.40%，均不超过5.0%，说明仪器精密度良好。

### 3.1.1.4.8 加样回收率试验

精密称取替米沙坦细粉适量，9份，分别置离心管中，分别精密加入3.1.1.4.5项下1、5、15ng·ml⁻¹的线性溶液5.0ml，各3份，涡旋5min，以10000rpm离心5min，上清液滤过，取续滤液作为回收率溶液。取回收率溶液分别进样检测，结果见表4-18，平均加样回收率为90.6%~109.1%，RSD≤4.96%。

表4-18 16种杂质加样回收率（%）（±s，$n=3$）

| 化合物 | 1ng·ml⁻¹ | 5ng·ml⁻¹ | 15ng·ml⁻¹ |
|---|---|---|---|
| 1 | 107.4 ± 3.67 | 94.0 ± 3.27 | 93.8 ± 2.13 |
| 2 | 92.6 ± 4.44 | 95.4 ± 3.69 | 101.8 ± 3.77 |

| 化合物 | $1ng \cdot ml^{-1}$ | $5ng \cdot ml^{-1}$ | $15ng \cdot ml^{-1}$ |
|---|---|---|---|
| 3 | $90.1 \pm 2.90$ | $96.2 \pm 2.78$ | $94.6 \pm 2.55$ |
| 4 | $90.1 \pm 2.88$ | $95.7 \pm 4.96$ | $103.9 \pm 2.51$ |
| 5 | $98.2 \pm 3.41$ | $102.4 \pm 1.32$ | $93.2 \pm 1.84$ |
| 6 | $92.9 \pm 4.30$ | $91.8 \pm 4.52$ | $98.1 \pm 0.95$ |
| 7 | $98.3 \pm 2.32$ | $99.9 \pm 2.98$ | $92.7 \pm 1.36$ |
| 8 | $101.6 \pm 2.89$ | $90.6 \pm 3.95$ | $95.4 \pm 3.75$ |
| 9 | $95.6 \pm 1.93$ | $100.6 \pm 2.77$ | $96.8 \pm 1.98$ |
| 10 | $90.6 \pm 4.11$ | $94.6 \pm 2.90$ | $103.8 \pm 1.97$ |
| 11 | $92.0 \pm 3.95$ | $109.1 \pm 4.67$ | $106.5 \pm 4.40$ |
| 12 | $99.5 \pm 2.74$ | $98.4 \pm 2.74$ | $98.9 \pm 2.53$ |
| 13 | $91.0 \pm 3.58$ | $93.2 \pm 2.85$ | $103.8 \pm 1.41$ |
| 14 | $100.3 \pm 1.49$ | $95.3 \pm 0.79$ | $96.9 \pm 0.58$ |
| 15 | $107.4 \pm 4.88$ | $96.4 \pm 1.18$ | $91.2 \pm 1.04$ |
| 16 | $92.6 \pm 3.72$ | $92.2 \pm 4.58$ | $96.8 \pm 1.88$ |

### 3.1.1.4.9 讨论

文献报道及各国药品监管机构发布的$N$–亚硝胺类杂质的液质联用的检测方法中均采用C18色谱柱，配制浓度约为$10ng \cdot ml^{-1}$的混合对照品溶液，首先对ZORBAX Eclipse Plus（C18，$3.0mm \times 150mm$，$1.8\mu m$）、Infinity Lab Poroshell 120 SB–AQ（$3.0mm \times 150mm$，$2.7\mu m$）、Xselect HSS T3（$3.0mm \times 150mm$，$1.8\mu m$）等不同类型的C18色谱柱进行考察，由于$N$–亚硝基类遗传毒性杂质均具有较大极性，在C18色谱柱上出峰较快，尤其是杂质1~7，难以完全分离，并且洗脱程序初始必须以大比例的水相进行洗脱，导致峰型展宽。为此，选择更适合分析大极性化合物的Biphenyl色谱柱对条件进行优化，优化后结果显示各杂质峰均能够得到良好分离，在Biphenyl色谱柱上，可以适当提高有机相的比例，各杂质峰均得到较好峰型。

2020年3月私人实验室Valisure公布了利用OrbiTrap对38批次盐酸二甲双胍制剂的检测结果，38批次中有16批样品中$N$–亚硝基二甲胺（NDMA，2）含量超标，美国FDA对结果进行复核时发现有8批样品的结果为假阳性，研究发现是由于与NDMA共流出的$N,N$–二甲基甲酰胺（DMF）的$^{15}N$同位素峰［$C_3H_7^{15}NO+H$］与NDMA［$C_2H_6N_2O+H$］的质量数非常接近，导致Valisure实验室出现假阳性的结果。为排除沙坦类药物中也可能出现DMF对NDMA检测的干扰，配制DMF和NDMA的混合溶液（DMF浓度约为$1\mu g \cdot ml^{-1}$，NDMA的浓度约为$5ng \cdot ml^{-1}$），对色谱条件进行优化，最终DMF和NDMA达到完全分离（提取离子流色谱图见图4-8），避免了DMF对NDMA检测的干扰。

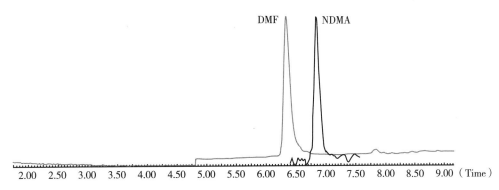

图4-8 DMF与NDMA混合溶液提取离子流色谱图

本次建立的UPLC-MS/MS方法对替米沙坦原料药进行了检测，各批样品中均检测各杂质均未检出。通过方法学验证表明，该方法适用于替米沙坦原料药的检测，同时，还对该方法检测其他沙坦类原料药中 N- 亚硝胺杂质的适用性进行了考察，结果显示，该方法适用于氯沙坦钾和厄贝沙坦原料药中16种 N- 亚硝胺类杂质的检查，但奥美沙坦酯供试品溶液中奥美沙坦酯峰与杂质16同时出峰，干扰该杂质的检测，需对色谱条件进行进一步的优化。

### 3.1.1.5 UPLC-MS/MS法测定酒石酸伐尼克兰中遗传毒性杂质 N- 亚硝基伐尼克兰

#### 3.1.1.5.1 仪器与试药

Waters ACQUITY UPLC-Xevo TQ-XS液相质谱联用仪（美国Waters公司），色谱柱为Waters ACQUITY UPLC® CSH™ Phenyl-Hexyl（150mm × 3.0mm，1.7 μm）；XP205DR型电子分析天平（瑞士Mettler Toledo公司）；E300K型高速离心机（德国Hermle公司）。

甲醇（质谱级，美国Thermo公司），甲酸（质谱级，德国Merck公司），水为超纯水；N- 亚硝基伐尼克兰对照品（批号20210914-EA1）、酒石酸伐尼克兰原料药（批号VT-20190402）、酒石酸伐尼克兰片（0.5mg，批号20190404）、酒石酸伐尼克兰片（1.0mg，批号20190406）均由企业提供。

#### 3.1.1.5.2 色谱及质谱条件

A. 色谱条件

色谱柱为Waters ACQUITY UPLC® CSH™ Phenyl-Hexyl（150mm × 3.0mm，1.7 μm）；以0.1%甲酸的水溶液作为流动相A，以0.1%甲酸的甲醇溶液作为流动相B，梯度洗脱：0~1.0min，B 30%；1.0~5.0min，B 30%~80%；5.0~8.0min，B 80%；8.0~8.1min，B 80%~30%；8.1~12.0min，B 30%；流速为0.45ml·min⁻¹，柱温为50℃，进样器温度为5℃，进样体积为5 μl。

B. 质谱条件

采用电喷雾离子源（Electrospray Ionization Source，ESI），正离子检测模式，锥孔气体积流量为150L·h⁻¹，脱溶剂气体积流量为1000L·h⁻¹，离子源温度为150℃，脱溶剂气温度为500℃，毛细管电压为4.0kV，采集方式为多反应监测（Multiple reaction monitor，MRM）模式，以 $m/z$ 241.0→211.0作为定量离子对，锥孔电压为30V，碰撞能量为13eV，以离子对 $m/z$ 241.0→169.1作为定性离子对，锥孔电压为30V，碰撞能量为12eV。

3.1.1.5.3　对照品与供试品溶液的配制

A．对照品的配制

精密称取 $N$–亚硝基伐尼克兰对照品10.037mg，置100ml量瓶中，加甲醇使溶解并稀释至刻度，摇匀，作为对照品储备液。

精密量取对照品储备液0.1ml，置100ml量瓶中，用甲醇稀释至刻度，摇匀，精密量取0.5、1.0、2.0、5.0、8.0、10.0ml分别置100ml量瓶中，用甲醇稀释至刻度，摇匀，作为浓度分别约为0.5、1.0、2.0、5.0、8.0、10.0ng·ml$^{-1}$的系列线性溶液。

B．供试品溶液的配制

酒石酸伐尼克兰原料药　取酒石酸伐尼克兰原料药约20mg，精密称定，置50ml量瓶中，加甲醇适量使溶解并稀释至刻度，摇匀，作为酒石酸伐尼克兰原料药供试品溶液。

酒石酸伐尼克兰片　取本品20片，精密称定，研细，混匀，精密称取细粉适量（约相当于酒石酸伐尼克兰5mg），置15ml离心管中，精密加入甲醇10ml，涡旋5min，以5000rpm离心10min，上清液滤过，取续滤液作为酒石酸伐尼克兰片供试品溶液。

3.1.1.5.4　专属性实验

取甲醇作为空白溶剂和5ng·ml$^{-1}$的对照品溶液，分别进样，记录色谱图（图4-9），在所建立的色谱和质谱条件下，$N$–亚硝基伐尼克兰的保留时间为5.06min，峰型良好，空白溶剂对检测无干扰。

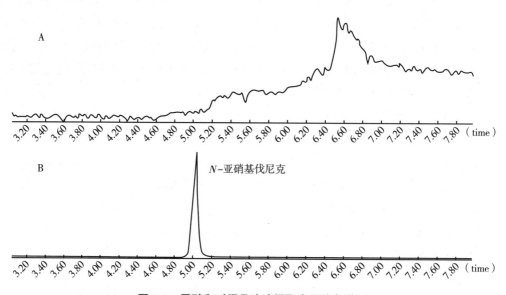

**图4-9　甲醇和对照品溶液提取离子流色谱图**

A–甲醇溶液；B–对照品溶液

### 3.1.1.5.5 线性关系考察

精密量取 3.1.1.5.3 项下系列线性溶液，进样检测，记录色谱图。以 $N$–亚硝基伐尼克兰峰面积 $Y$ 为纵坐标，以进样浓度 $X$（ng·ml$^{-1}$）为横坐标进行线性回归，得 $N$–亚硝基伐尼克兰的线性回归方程为 $Y=26258X-342.09$（$r=0.9997$），结果表明在 0.50~10.02ng·ml$^{-1}$ 浓度范围内，$N$–亚硝基伐尼克兰峰面积与进样浓度之间呈良好的线性关系。

### 3.1.1.5.6 检测限与定量限

取 3.1.1.5.3 项下 0.5ng·ml$^{-1}$ 的线性溶液，以甲醇为稀释剂逐步稀释，分别在信噪比为 10∶1 和 3∶1 时作为定量限和检测限，测得 $N$–亚硝基伐尼克兰的定量限和检测限分别为 0.046ng·ml$^{-1}$ 和 0.014ng·ml$^{-1}$。

### 3.1.1.5.7 进样精密度与重复性试验

取 3.1.1.5.3 项下 1.0ng·ml$^{-1}$ 的线性溶液连续进样 6 次，得 $N$–亚硝基伐尼克兰峰面积的 RSD 为 3.83%，结果表明进样精密度良好。

取酒石酸伐尼克兰原料药（批号 VT–20190402），按 3.1.1.5.3 项下方法平行制备 6 份供试品溶液，进样检测，按标准曲线法计算 $N$–亚硝基伐尼克兰含量，计算得 6 份供试品溶液中 $N$–亚硝基伐尼克兰含量的 RSD 为 2.88%。

取酒石酸伐尼克兰片（批号 20190406），按 3.1.1.5.3 项下方法平行制备 6 份供试品溶液，进样检测，按标准曲线法计算 $N$–亚硝基伐尼克兰含量，计算得 6 份供试品溶液中 $N$–亚硝基伐尼克兰含量的 RSD 为 4.14%。结果表明方法具有良好的重复性。

### 3.1.1.5.8 加样回收率试验

取酒石酸伐尼克兰原料药（批号 VT–20190402，$N$–亚硝基伐尼克兰含量为 0.4μg·g$^{-1}$）约 25mg，精密称定，置 50ml 量瓶中，加甲醇适量使溶解后，精密加入 3.1.1.5.3 项下约 100ng·ml$^{-1}$ 的对照品储备液 5ml（高浓度，10ng·ml$^{-1}$）、2.5ml（中浓度，5ng·ml$^{-1}$）、0.5ml（低浓度，1ng·ml$^{-1}$），用甲醇稀释至刻度，摇匀，作为原料药回收率溶液，每个浓度点平行制备 3 份，进样检测，低、中、高浓度点的回收率分别为 105%（RSD 3.3%，$n=3$）、99%（RSD 2.7%，$n=3$）、93%（RSD 2.0%，$n=3$），结果表原料药的回收率良好。

取酒石酸伐尼克兰片（批号 20190406，$N$–亚硝基伐尼克兰含量为 9.8μg·g$^{-1}$）20 片，精密称定，研细，混匀，精密称取细粉 1g（约相当于酒石酸伐尼克兰 5mg），置 15ml 离心管，精密加入 3.1.1.5.3 项下 10ng·ml$^{-1}$（高浓度）、5ng·ml$^{-1}$（中浓度）、1ng·ml$^{-1}$（低浓度）的线性溶液 15ml，涡旋 5min，离心，上清液滤过，取续滤液作为片剂回收率溶液，每个浓度点平行制备 3 份，进样检测，低、中、高浓度点的回收率分别为 92%（RSD 0.7%，$n=3$）、97%（RSD 3.1%，$n=3$）、93%（RSD 2.2%，$n=3$），结果表明片剂的回收率良好。

### 3.1.1.5.9　溶液稳定性试验

取3.1.1.5.7项下1份伐尼克兰原料药重复性试验供试溶液，分别在0、6、10、15h进样检测。结果N–亚硝基伐尼克兰峰面积的RSD（n=4）为2.84%，结果表明供试品溶液在15h内稳定。

### 3.1.1.5.10　提取效率试验

取酒石酸伐尼克兰片（批号20190406），按3.1.1.5.3项下方法平行制备2份供试品溶液，其中1份涡旋5min，另一份涡旋15min，进样检测，按标准曲线法计算N–亚硝基伐尼克兰含量，计算得2份供试品溶液中N–亚硝基伐尼克兰含量相对标对偏差为1.32%。结果表明涡旋5min可提取完全。

### 3.1.1.5.11　讨论

通过前期试验发现N–亚硝伐尼克兰在甲醇中易溶，以甲醇为溶剂配制浓度约为100ng·ml$^{-1}$的对照品溶液，分别在ESI离子源和APCI离子源下针泵进样，结果表明在ESI离子源正离子采集模式下响应更好，继续对ESI$^+$条件进行优化，最终确定N–亚硝基伐尼克兰的定量离子对为m/z 241.0→211.0，锥孔电压为30V，碰撞能量为13eV，定性离子对m/z 241.0→169.1，锥孔电压为30V，碰撞能量为12eV。以甲醇为溶剂配制含酒石酸伐尼克兰和N–亚硝基伐尼克兰浓度分别约为0.4mg·ml$^{-1}$和100ng·ml$^{-1}$的混合溶液，对不同色谱柱上N–亚硝基伐尼克兰峰与主成分峰之间的分离情况进行了考察，发现在普通C18色谱柱上两者分离效果不理想，最终选择经修饰的Waters ACQUITY UPLC® CSH™ Phenyl–Hexyl（150mm×3.0mm，1.7μm）柱对色谱条件进行进一步优化，分别试验了甲醇–水、乙腈–水系统，在甲醇–水系统下，N–亚硝基伐尼克兰的灵敏度更好，加入甲酸以增强离子化效率，最终确定的色谱条件下，酒石酸伐尼克兰在2min即可洗脱完全，质谱采集时间设定为3~8min，高浓度的酒石酸伐尼克经液相洗脱后直接从废液排出，以避免对质谱的污染。

本法的定量限为0.115μg·g$^{-1}$，远低于根据毒理学关注阈值（TCC）计算出的限度，完全可以满足对遗传毒性杂质定量检测的要求。

### 3.1.1.6　UPLC-MS/MS法测定盐酸二甲双胍原料药及其制剂中N-亚硝基二甲胺

#### 3.1.1.6.1　仪器与试药

Agilent 1290 Infinity Ⅱ超高效液相色谱仪（配有G7120A型二元泵，G7167B型进样器，G7116B型柱温箱，G7117B型检测器），Agilent 6470三重四级杆质谱（美国Agilent公司）；XP-205十万分之一电子天平（瑞士Mettler Toledo公司），Milli-Q超纯水处理系统（美国Millipore公司）。

NDMA对照品（批号500166–201801，纯度97.3%，中国食品药品检定研究院）；甲醇（批号I1031135 923，质谱级，Merck公司）；甲酸（批号191747，质谱级，

Thermo公司）；超纯水（自制）；盐酸二甲双胍原料药、片剂、肠溶片和肠溶胶囊、缓释片共30批由企业提供。

#### 3.1.1.6.2 色谱及质谱条件

A. 色谱条件

色谱柱为Phenomenex ACE Excel 3 C18-AR（3.0μm，4.6mm×100mm）；以0.1%甲酸的水溶液作为流动相A，以0.1%甲酸的甲醇溶液作为流动相B，梯度洗脱：0.0~6.0min，B 5%；6.0~6.5min，B 5%~45%；6.5~7.0min，B 45%~100%；7.0~10.0min，B 100%；10.0~10.5min，B 100%~5%；10.5~15.0min，B 5%；流速为0.5ml·min⁻¹，柱温为40℃，进样器温度为10℃，进样量为5μl。

B. 质谱条件

采用大气压化学电离源（APCI）；正离子模式；干燥气温度为300℃；干燥气流量为5L·min⁻¹；雾化器压力40psi；毛细管电压2000V；APCI蒸发室温度350℃；电晕电流6μA；扫描模式为MRM模式；4.0~6.0min质谱检测。具体参数见表4-19。

表4-19 NDMA的质谱参数

| 化合物 | 母离子（m/z） | 子离子（m/z） | 驻留时间（ms） | 碰撞电压（V） | 碰撞能量（V） | 加速电（V） |
|---|---|---|---|---|---|---|
| NDMA | 75.0 | 43.0* | 100 | 100 | 15 | 4 |
| | 75.0 | 58.0 | 100 | 100 | 12 | 4 |

#### 3.1.1.6.3 对照品与供试品溶液的配制

A. 对照品储备液的配制

精密称取NDMA对照品适量（精确至0.01mg），加甲醇使溶解并制备成每1ml含约含1mg的溶液，作为对照品储备液。

B. 供试品溶液的配制

原料药供试品溶液 精密称取原料药约500mg，置10ml量瓶中，加水使其溶解并稀释至刻度，摇匀，即得。

片剂、肠溶片、肠溶胶囊、缓释片供试品溶液 取制剂或内容物适量，研细，精密称取粉末适量（约相当于盐酸二甲双胍500mg），置15ml具塞离心管中，精密加入水（缓释片为甲醇）10ml，涡旋1min，振摇10min后，以4500rpm离心10min，上清液滤过，取续滤液作为供试品溶液。

#### 3.1.1.6.4 专属性实验

取甲醇、水、3.1.1.4.5项下5ng·ml⁻¹的线性溶液分别进样检测，记录色谱图（5ng·ml⁻¹的线性溶液的提取离子流色谱图见图4-10），NDMA的出峰时间约为5.1min，空白溶剂对NDMA的检测无影响，专属性良好。

#### 3.1.1.6.5 线性关系考察

精密量取NDMA对照品储备液适量，分别以水和甲醇作为稀释剂，分别制备稀释制成1、2、5、10、50、100ng·ml⁻¹的系列线性溶液，分别取5μl进样检测，记录色谱图，以NDMA浓度（$X$，ng·ml⁻¹）为横坐标，对NDMA的峰面积（$Y$）进行线性回归，以水为溶剂NDMA的线性方程为$Y=7839X-1244$，相关系数（$r$）为0.9993，以甲醇为溶剂NDMA的线性方程为$Y=8380X-1554$，相关系数（$r$）为0.9997。以水和甲醇为溶剂，NDMA在其测定范围内与其峰面积呈良好的线性关系。

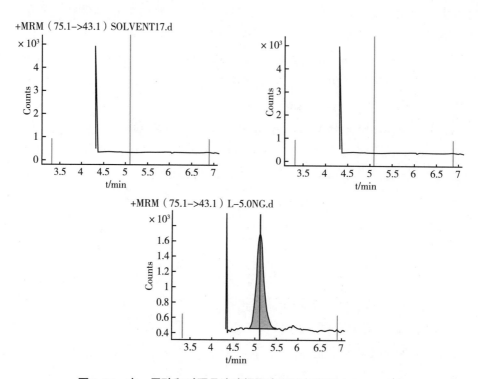

**图4-10 水、甲醇和对照品溶液提取离子流色谱图（5ng·ml⁻¹）**

### 3.1.1.6.6 检测限与定量限

取3.1.1.5.5项下1ng·ml⁻¹的线性溶液逐步稀释，进样检测，分别在信噪比（S/N）为10、3时作为定量限和检测限。结果显示NDMA的检测限和定量限分别为0.17ng·ml⁻¹（水）、0.25ng·ml⁻¹（甲醇）和0.5ng·ml⁻¹（水）、0.8ng·ml⁻¹（甲醇）。

### 3.1.1.6.7 进样精密度

取3.1.1.5.5项下1ng·ml⁻¹的线性溶液，进样检测，连续进样6次，NDMA峰面积的RSD分别为4.9%（水）和3.1%（甲醇）。

### 3.1.1.6.8 加样回收率试验

精密称取盐酸二甲双胍原料药500mg，9份，分别置离心管中，分别精密加入3.1.1.4.5项下1、10、50ng·ml⁻¹的线性溶液（水溶解）10.0ml，各3份，涡旋1min，4500rpm离心10min，上清液滤过，取续滤液作为供试品溶液。

精密称取盐酸二甲双胍缓释片粉末适量（约相当于盐酸二甲双胍500mg），9份，分别置离心管中，分别精密加入3.1.1.4.5项下1、10、50ng·ml$^{-1}$的线性溶液（甲醇溶解）10.0ml，各3份，涡旋1min，4500rpm离心10min，上清液滤过，取续滤液作为供试品溶液。

取回收率溶液分别进样检测，结果见表4-20。

表4-20　盐酸二甲双胍加样回收率（$n=3$）

| 化合物 | 低浓度 | | 中浓度 | | 高浓度 | |
|---|---|---|---|---|---|---|
| | 回收率（％） | RSD（％） | 回收率（％） | RSD（％） | 回收率（％） | RSD（％） |
| 水溶解 | | | | | | |
| NDMA | 96 | 5.4 | 95 | 3.2 | 94 | 1.1 |
| 甲醇溶解 | | | | | | |
| NDMA | 90 | 2.8 | 93 | 1.1 | 95 | 2.1 |

#### 3.1.1.6.9　讨论

盐酸二甲双胍和NDMA在水和甲醇中均能溶解，对于盐酸二甲双胍原料药、片剂、肠溶胶囊和肠溶片均可以直接用水制成供试品溶液。但对于盐酸二甲双胍制成亲水凝胶骨架缓释片来说，亲水凝胶骨架遇水膨大成胶状，不易制成水溶液，我们采用甲醇溶剂制备样品。这两种制备方法操作简单，重复性好，且样品回收率均满足±20%以内的标准，能够满足检测的需求。

盐酸二甲双胍水溶性大，在常规反相色谱柱上难以保留，本研究首先考虑Waters Atlantis HILIC Silica色谱柱、HALO HILIC色谱柱等检测二甲双胍常用的亲水色谱柱，但此类柱子难以保留NDMA，并且在研究中发现HILIC色谱柱必须采用含高浓度缓冲盐流动相易析出缓冲盐，加大仪器维护成本，HILIC色谱柱平衡时间比反相色谱柱更长，不利于大批量样品的快速检测。在随后的研究中发现Phenomenex ACE Excel 3 C18-AR色谱柱既能保留NDMA同时盐酸二甲双胍不影响NDMA的检测，回收率满足检测要求，因此本研究采用Phenomenex ACE Excel 3 C18-AR色谱柱进行检测方法的建立和优化。

对于微量杂质的分析，样品中高浓度（50mg·ml$^{-1}$）的二甲双胍可能会影响杂质的检测，因此本研究在0.0~4.0min和6.0~15min将流路切换至废液，这不仅能避免高浓度的二甲双胍污染质谱，也减少二甲双胍对NDMA测定的影响。NDMA分子量仅为74.08且极性大（LogKow为−0.57），采用更适合检测极性小分子的APCI源，背景干扰小。在正、负离子模式下进行NDMA的母离子扫描，NDMA易获得氢离子，在正离子模式下进行质谱方法的开发。同时最终在MRM模式下，选用$m/z$ 75.0→43.0和$m/z$ 75.0→58.0分别作为定量离子对和定性离子对，可以提高检测灵敏度和准确度。

选择合适的离子对后，对NDMA进行碰撞能量和加速电压等参数的优化，离子源的参数也会影响NDMA的离子化效率，因此对APCI蒸发室温度、毛细管电压和电晕电流等进行了优化，确保信号响应最佳。

### 3.1.1.7 UPLC-HRMS法测定沙格列汀二甲双胍缓释片中*N*-亚硝基二甲胺含量

#### 3.1.1.7.1 仪器与试药

Ultimate 3000–Orbitrap Exploris 120液质联用仪（美国Thermo公司）；XP-205十万分之一电子天平（瑞士Mettler Toledo公司），Milli-Q超纯水处理系统（美国Millipore公司）。

NDMA对照品（批号500166-201801，纯度97.3%，中国食品药品检定研究院）；甲醇（批号I1102735033，质谱级，Merck公司）；甲酸（批号191747，质谱级，Thermo公司）；水（Optima LC/MS, Thermo公司）；沙格列汀二甲双胍缓释片共28批由企业提供。

#### 3.1.1.7.2 色谱及质谱条件

A. 色谱条件

色谱柱为SHIMADZU Shim-pack Velox Biphenyl（2.7μm，4.6mm×150mm）；以0.1%甲酸的水溶液作为流动相A，以0.1%甲酸的甲醇溶液作为流动相B，梯度洗脱：0~7.0min，B 30%；7.0~10.0min，B 30%~80%；10.0~10.05min，B 80%~30%；10.05~16.0min，B 30%；流速为0.5ml·min⁻¹，柱温为30℃，进样盘温度为10℃，进样量为10μl。

B. 质谱条件

采用H-ESI离子源，正离子模式，壳气流量为0Arb，辅助气流量为15Arb，吹扫气流量为0Arb，喷雾电压为4.5kV，毛细管温度为200℃，蒸发温度为450℃；扫描模式为PIS模式。NDMA质谱参数见表4-21。

表4-21 NDMA的质谱参数

| 杂质名称 | NDMA |
| --- | --- |
| 扫描模式 | 子离子扫描 |
| 正/负离子模式 | 正离子 |
| 保留时间（min） | 4.75 |
| 窗口（min） | 4.0 |
| PRM监测质荷比 | 75.0553 |
| 归一化碰撞能量 | 10% |
| $Q_1$质荷比宽度 | 2 |
| 分辨率 | 60000 |

注：数据处理时Mass tolerance为15ppm

#### 3.1.1.7.3 对照品与供试品溶液的配制

A. 对照品溶液的配制

精密称取*N*-亚硝基二甲胺对照品适量，加甲醇溶解并定量稀释制成每1ml中约含

1、2、4、5、8、10ng的溶液，作为线性溶液。

B．供试品溶液的配制

取本品研细，称取细粉适量（约相当于盐酸二甲双胍250mg），置15ml离心管中，精密加入甲醇5ml，涡旋5min，振荡45min，离心，滤过，取续滤液作为供试品溶液。

3.1.1.7.4　专属性实验

取甲醇、3.1.1.7.5项下5ng·ml$^{-1}$的线性溶液分别进样检测，记录色谱图（5ng·ml$^{-1}$的线性溶液的提取离子流色谱图见图4-11），NDMA的出峰时间约为4.7min，空白溶剂对NDMA的检测无影响，专属性良好。

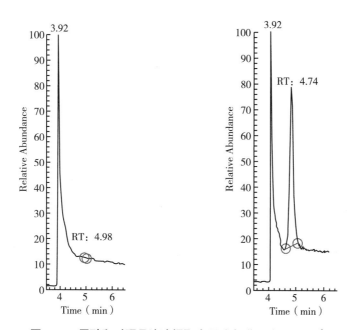

图4-11　甲醇和对照品溶液提取离子流色谱图（5ng·ml$^{-1}$）

3.1.1.7.5　线性关系考察

精密称取NDMA对照品10.102mg，置100ml量瓶中，加甲醇使溶解并稀释至刻度，摇匀，精密量取0.1ml，置100ml量瓶中，用甲醇稀释至刻度，摇匀，精密量取1、2、4、5、8、10ml，分别置100ml量瓶中，用甲醇稀释至刻度，摇匀，作为系列线性溶液。分别取线性溶液进样检测，以NDMA浓度（$X$，ng·ml$^{-1}$）为横坐标，对NDMA的峰面积（$Y$）进行线性回归，NDMA的线性方程为$Y=195892X-35431$，相关系数（$r$）为0.9996，NDMA在其测定范围内与其峰面积呈良好的线性关系。

3.1.1.7.6　检测限与定量限

取3.1.1.7.5项下1ng·ml$^{-1}$的线性溶液逐步稀释，进样检测，分别在信噪比（S/N）为10∶1、3∶1时作为定量限和检测限。结果显示NDMA的检测限和定量限分别为0.22ng·ml$^{-1}$和0.72ng·ml$^{-1}$。

#### 3.1.1.7.7 进样精密度

取3.1.1.7.5项下2ng·ml⁻¹的线性溶液，进样检测，连续进样6次，NDMA峰面积的RSD为4.04%。

#### 3.1.1.7.8 加样回收率试验

取本品，研细，称取细粉适量（约相当于盐酸二甲双胍250mg），置15ml离心管中，精密加入3.1.1.7.5项下2ng·ml⁻¹（低浓度）、5ng·ml⁻¹（中浓度）、10ng·ml⁻¹（高浓度）的线性溶液5ml，涡旋5min，振荡45min，离心，滤过，取续滤液作为回收率溶液。每个浓度点平行制备3份。取回收率溶液分别进样检测，低、中、高三个浓度点的回收率（$n=3$）分别为97.0%（RSD=2.6%）、101.1%（RSD=3.0%）、92.9%（RSD=2.7%），结果表明NDMA在拟定的浓度范围类回收率良好。

#### 3.1.1.7.9 讨论

盐酸二甲双胍在水和甲醇中均能溶解，但对于盐酸二甲双胍制成亲水凝胶骨架缓释片来说，亲水凝胶骨架遇水膨大成胶状，无法进行检测，采用甲醇溶剂制备样品。

2020年3月私人实验室Valisure公布了利用OrbiTrap对38批次盐酸二甲双胍制剂的检测结果，38批次中有16批样品中$N$-亚硝基二甲胺（NDMA，2）含量超标，美国FDA对结果进行复核时发现有8批样品的结果为假阳性，研究发现是由于与NDMA共流出的$N$，$N$-二甲基甲酰胺（DMF）的$^{15}$N同位素峰［$C_3H_7^{15}NO+H$］与NDMA［$C_2H_6N_2O+H$］的质量数非常接近，导致Valisure实验室出现假阳性的结果。在试验过程中，存在同样的问题，采用UPLC-MS/MS法检测NDMA时需要考察NDMA与DMF的分离情况，以免出现假阳性的情况，且NDMA与DMF较难分离，采用UPLC-HRMS的检测方法则可完全避免这种情况的出现，提取离子流的Mass tolerance为15ppm时，NDMA已可与DMF分离，对于可能产生干扰的情况，建议以UPLC-HRMS法进行检测。

### 3.1.1.8 UPLC-HRMS法测定沙坦类原料药中7种$N$-亚硝胺类遗传毒性杂质

#### 3.1.1.8.1 仪器与试药

Ultimate 3000-Orbitrap Exploris 120液质联用仪（美国Thermo公司）；XP-205十万分之一电子天平（瑞士Mettler Toledo公司），Milli-Q超纯水处理系统（美国Millipore公司）。

甲醇（批号I1102735033，质谱级，Merck公司）；甲酸（批号191747，质谱级，Thermo公司）；水（Optima LC/MS, Thermo公司）；缬沙坦、厄贝沙坦酯、坎地沙坦酯、阿利沙坦酯、氯沙坦钾、替米沙坦原料药均由企业提供。

#### 3.1.1.8.2 色谱及质谱条件

A. 色谱条件

色谱柱为Agilent InfinityLab Poroshell 120 SB-AQ（2.7μm，3.0mm×150mm）；以0.1%甲酸的水溶液作为流动相A，以0.1%甲酸的甲醇溶液作为流动相B，梯度洗

脱：0~0.5min，B 5%；0.5~0.6min，B 5%~20%；0.6~3.0min，B 20%；3.0~8.0min，B 20%~45%；8.0~8.1min，B 45%~50%；8.1~12.0min，B 50%；12.0~12.1min，B 50%~95%；12.1~15.0min，B 95%；15.0~15.1min，B 95%~5%；15.1~18.0min，B 5%；流速为0.5ml·min$^{-1}$，柱温为50℃，进样器温度为10℃，进样量为10μl。

B．质谱条件

采用H-ESI离子源，正/负离子模式，壳气流量为20Arb，辅助气流量为15Arb，吹扫气流量为0Arb，喷雾电压为4.5kV（正离子）、4.0kV（负离子），毛细管温度为200℃，蒸发温度为220℃；扫描模式为PIS和SIM模式，具体参数见表4-22。

表4-22　UPLC-HRMS的质谱参数

| 杂质 | NDMA | NMBA | NDEA | NEIPA | NDPA | NDIPA | NDBA |
|---|---|---|---|---|---|---|---|
| 扫描模式 | 子离子扫描 | 子离子扫描 | 子离子扫描 | 子离子扫描 | 选择离子监测 | 选择离子监测 | 子离子扫描 |
| 正/负 | 正 | 负 | 正 | 正 | 正 | 正 | 正 |
| 开始-结束时间（min） | 1.5~3.1 | 2.5~4.1 | 4.0~5.6 | 5.9~7.4 | 8.2~9.7 | 8.8~10.3 | 12.7~14.2 |
| PRM/SIM监测离子 | 75.0553 | 145.0619 | 103.0866 | 117.1022 | 131.1179 | 131.1179 | 159.1492 |
| 归一化碰撞能量 | 80 | 5 | 30 | 10 | N/A | N/A | 30 |
| 质荷比宽度 | 2.0 m/z | | | | | | |
| 分辨率 | 60000 | | | | | | |
| 最大进样时间 | 自动 | | | | | | |

注：数据处理时Mass tolerance为15ppm

#### 3.1.1.8.3　对照品与供试品溶液的配制

A．对照品溶液的配制

精密称取NDMA、NMBA、NDEA、NEiPA、NDPA、NDiPA、NDBA对照品各适量，用于供试品溶液制备相同的溶剂溶解并定量稀释制成每1ml中分别约含1、2、5、10、20ng的混合对照品溶液，作为系列线性溶液。

B．供试品溶液的配制

缬沙坦、厄贝沙坦酯、坎地沙坦酯、阿利沙坦酯供试品溶液　取供试品约500mg，精密称定，置5ml量瓶中，加甲醇超声使溶解并稀释至刻度，摇匀，作为供试品溶液。

氯沙坦钾供试品溶液　取供试品约500mg，精密称定，置5ml量瓶中，加水超声使溶解并稀释至刻度，摇匀，作为供试品溶液。

替米沙坦供试品溶液　取供试品约150mg，精密称定，置具塞离心管中，精密加入甲醇1.0ml，涡旋1min，超声15min，精密加入水4.0ml，涡旋1min，再次超声15min，离心，上清液滤过，取续滤液作为供试品溶液。

#### 3.1.1.8.4 专属性实验

取甲醇、3.1.1.8.5项下5ng·ml⁻¹的线性溶液分别进样检测，记录色谱图（5ng·ml⁻¹的线性溶液的提取离子流色谱图见图4–12），空白溶剂对各杂质的检测无影响，各杂质之间分离度良好，专属性良好。

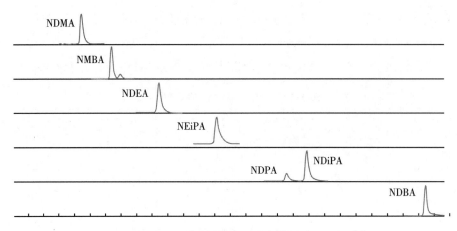

**图4–12 对照品溶液提取离子流色谱图（5ng·ml⁻¹）**

#### 3.1.1.8.5 线性关系考察

精密称取NDMA、NMBA、NEiPA、NDEA、NDiPA、NDPA和NDBA各适量，加甲醇溶解并定量稀释制成每1ml中分别约含1、2、5、10、20ng的混合对照品溶液，作为对照品线性系列溶液。分别取线性溶液进样检测，以浓度（$X$，ng·ml⁻¹）为横坐标，对峰面积（$Y$）进行线性回归，各杂质的线性回归方程见表4–23，各杂质在其测定范围内与其峰面积呈良好的线性关系。

**表4–23 混合杂质对照品7种杂质回归方程和相关系数、检测限和定量限**

| 化合物 | 回归方程 | $r$ | LOD（ng·ml⁻¹） | LOQ（ng·ml⁻¹） |
|---|---|---|---|---|
| NDMA | $Y=47204X+5911$ | 0.9999 | 0.23 | 0.76 |
| NMBA | $Y=16022X+1786$ | 0.9997 | 0.18 | 0.58 |
| NDEA | $Y=101673X-1939$ | 1.0000 | 0.12 | 0.40 |
| NEiPA | $Y=44121X+16609$ | 0.9996 | 0.22 | 0.73 |
| NDiPA | $Y=25342X-2923$ | 0.9997 | 0.23 | 0.76 |
| NDPA | $Y=96715X+1072$ | 0.9998 | 0.12 | 0.39 |
| NDBA | $Y=253091X+18684$ | 0.9994 | 0.09 | 0.28 |

#### 3.1.1.8.6 检测限与定量限

取3.1.1.8.5项下1ng·ml⁻¹的线性溶液逐步稀释，进样检测，分别在信噪比（S/N）为10∶1、3∶1时作为定量限和检测限。结果见表4–22。

#### 3.1.1.8.7 进样精密度

取3.1.1.8.5项下2ng·ml$^{-1}$的线性溶液，进样检测，连续进样6次，NDMA、NMBA、NDEA、NEiPA、NDPA、NDiPA、NDBA峰面积的RSD为分别为2.3%、4.7%、2.7%、4.3%、0.8%、2.6%、0.9%，结果表明仪器精密度良好。

#### 3.1.1.8.8 重复性

取厄贝沙坦原料药约250mg，精密称定，置5ml量瓶中，加甲醇适量，超声使溶解后，用甲醇稀释至刻度，摇匀，作为供试品溶液，平行制备6份。取6份供试品分别进样检测，6份供试品溶液中各杂质均未检出，结果表明重复性良好。

#### 3.1.1.8.9 加样回收率试验

取厄贝沙坦原料药约250mg，精密称定，置5ml量瓶中，精密加入3.1.1.8.5项下2ng·ml$^{-1}$（低浓度）、5ng·ml$^{-1}$（中浓度）、10ng·ml$^{-1}$（高浓度）的线性溶液适量，超声使溶解，放置室温后，分别用相应的线性溶液稀释至刻度，摇匀，作为回收率溶液。每个浓度点平行制备3份。取回收率溶液分别进样检测，低、中、高三个浓度点的回收率见表4-24，结果表明各杂质在拟定的浓度范围内回收率良好。

表4-24　7种杂质原料药加样回收率/%（±s，*n*=3）

| 化合物 | 低浓度 | 中浓度 | 高浓度 |
|---|---|---|---|
| NDMA | 88.5 ± 3.2 | 99.2 ± 1.8 | 104.0 ± 2.2 |
| NMBA | 105.2 ± 2.2 | 100.2 ± 1.5 | 101.4 ± 0.6 |
| NDEA | 109.9 ± 2.2 | 104.4 ± 1.5 | 105.6 ± 0.6 |
| NEiPA | 95.5 ± 1.8 | 93.6 ± 3.1 | 102.7 ± 2.8 |
| NDPA | 98.8 ± 3.2 | 94.5 ± 1.1 | 94.9 ± 1.2 |
| NDiPA | 93.1 ± 0.9 | 97.9 ± 0.7 | 94.6 ± 1.1 |
| NDBA | 89.6 ± 0.3 | 90.5 ± 0.8 | 94.9 ± 0.7 |

#### 3.1.1.8.10 讨论

根据沙坦类原料药溶解性，首选以甲醇作为稀释剂，氯沙坦钾在甲醇中不溶，在水中溶解，故氯沙坦钾以水作为溶剂，替米沙坦在水和甲醇中均不溶，采用甲醇提取的方式提取杂质。由于溶剂效应的存在，以不同稀释剂制备供试品和对照品溶液，峰面积会有明显差异，所以不同供试品溶液和对照品溶液采用相同的稀释剂进行稀释。

### 3.1.1.9　LC-MS/MS法测定盐酸雷尼替丁和尼扎替丁中*N*-亚硝基二甲胺

#### 3.1.1.9.1 仪器与试药

Agilent 1290 Infinity Ⅱ超高效液相色谱仪–Agilent 6470三重四级杆质谱仪（美国Agilent公司）；XP-205十万分之一电子天平（瑞士Mettler Toledo公司），Milli-Q超纯水处理系统（美国Millipore公司）。

甲醇（批号I1102735033，质谱级，Merck公司）；甲酸（批号191747，质谱级，

Thermo公司）；水（Optima LC/MS，Thermo公司）；15批雷尼替丁原料药和5批尼扎替丁原料药均由企业提供。

### 3.1.1.9.2 色谱及质谱条件

#### A．色谱条件

色谱柱为Phenomenon ACE Excel 3 C18–AR（3μm，4.6mm×100mm）；以0.1%甲酸的水溶液作为流动相A，以0.1%甲酸的甲醇溶液作为流动相B，盐酸雷尼替丁梯度洗脱程序：0~3.0min，B 10%；3.0~5.0min，B 10%~20%；5.0~6.0min，B 20%~100%；6.0~10.0min，B 100%；10.0~10.1min，B 100%~10%；10.1~15.0min，B 10%；尼扎替丁梯度洗脱程序：0.0~3.0min，B 5%；3.0~5.0min，B 5%~20%；5.0~6.0min，B 20%~100%；6.0~10.0min，B 100%；10.0~10.1min，B 100%~10%；10.1~17.0min，B 10% 流速为0.5ml·min$^{-1}$，柱温为40℃，进样器温度为10℃，进样量为5μl。

#### B．质谱条件

采用大气压化学电离源（APCI）；正离子模式；干燥气温度为300℃；干燥气流量为5L·min$^{-1}$；雾化器压力40psi；毛细管电压2000V；APCI蒸发室温度350℃；电晕电流6μA；扫描模式为多反应监测（MRM），监测离子对为 $m/z$ 75.0→43.0（定量）、$m/z$ 75.0→58.0（定性），碰撞电压为100V，碰撞能量分别为15、12V，加速电压均为4V。

### 3.1.1.9.3 对照品与供试品溶液的配制

#### A．对照品溶液的配制

精密称取 $N$–亚硝基二甲胺对照品适量，加甲醇使溶解并定量稀释制成每1ml中含1mg的溶液，作为对照品储备液。

#### B．供试品溶液的配制

取盐酸雷尼替丁或尼扎替丁原料药约300mg，精密称定，置10ml量瓶中，加甲醇使溶解并稀释至刻度，摇匀，作为供试品溶液。

### 3.1.1.9.4 专属性实验

取甲醇、NDMA对照品溶液、供试品溶液，按照3.1.1.8.2项中条件进行测定，记录MRM色谱图（图4-13）。盐酸雷尼替丁和尼扎替丁中NDMA的出峰时间分别为4.0min和4.7min，主成分不干扰NDMA的测定，专属性良好。

### 3.1.1.9.5 线性关系考察

精密量取对照品储备液0.1ml，置100ml量瓶中，用甲醇稀释至刻度，摇匀，精密量取1、2、5、10、10ml，分别置100、100、100、100、20ml量瓶中，用甲醇稀释至刻度，摇匀，作为系列线性溶液。分别取线性溶液进样检测，以NDMA浓度（$X$，ng·ml$^{-1}$）为横坐标，对NDMA的峰面积（$Y$）进行线性回归，盐酸雷尼替丁色谱条件下NDMA的线性方程为 $Y=5753X-2110$，相关系数（$r$）为0.9994，尼扎替丁色谱条件下NDMA的线性方程为 $Y=6096X-1470$，相关系数（$r$）为0.9993，NDMA在其测定范围内与其峰面积呈良好的线性关系。

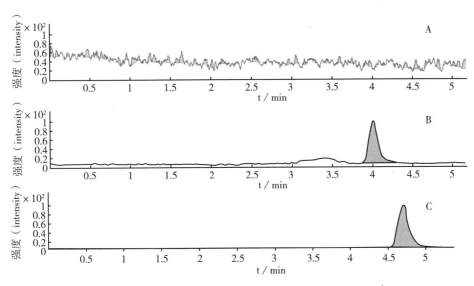

图4-13 甲醇、供试品溶液提取离子流色谱图

3.1.1.9.6 检测限与定量限

取3.1.1.8.5项下1ng·ml⁻¹的线性溶液逐步稀释，进样检测，分别在信噪比（S/N）为10 ∶ 1、3 ∶ 1时作为定量限和检测限。NDMA的检测限分别为和定量限分别为0.2ng·ml⁻¹和0.5ng·ml⁻¹。

3.1.1.9.7 进样精密度

取3.1.1.8.5项下1ng·ml⁻¹的线性溶液，进样检测，连续进样6次，NDMA峰面积的RSD为5.0%。

3.1.1.9.8 重复性试验

取盐酸雷尼替丁和尼扎替丁的阳性供试品，精密称定，照3.1.1.8.3项下方法平行制备盐酸雷尼替丁和尼扎替丁供试品溶液各6份，照3.1.1.8.2项下条件进行检测，记录色谱图，按标准曲线法计算，盐酸雷尼替丁和尼扎替丁中NDMA的平均含量分别为0.12μg·g⁻¹和0.20μg·g⁻¹，RSD分别为2.6%、5.8%，结果表明方法的重复性良好。

3.1.1.9.9 加样回收率试验

取NDMA对照品储备液，用甲醇稀释制成100、10、2ng·ml⁻¹的溶液各3份。精密称取盐酸雷尼替丁和尼扎替丁原料药300mg，各9份，分别置于10ml量瓶中，用上述9份溶液溶解并稀释至刻度，摇匀，作为原料药的供试品溶液。将上述原料药供试品溶液按3.1.1.8.2项下条件进行测定，加标回收率为84.4%~106.7%，NDMA在雷尼替丁和尼扎替丁中回收率的RSD分别为6.7%和9.3%。

### 3.1.1.9.10  溶液稳定性

供试品溶液置于棕色进样瓶中，于10℃下保存，分别于0、6、12、24h进样，盐酸雷尼替丁和尼扎替丁中NDMA的RSD分别为2.1%和3.4%，结果表明供试品溶液24h内稳定性良好。

### 3.1.1.9.11  讨论

盐酸雷尼替丁和尼扎替丁在一般色谱条件下不易保留，极易与NDMA共洗脱，而且由于NDMA在盐酸雷尼替丁和尼扎替丁中含量微小，供试品溶液主成分浓度很高，更易对检测产生干扰，因此对色谱洗脱条件要求较高，我们尝试了多种品牌不同填料的色谱柱，最终选择文中所列的色谱条件，能有效分离NDMA和主成分，盐酸雷尼替丁中NDMA和主成分的出峰时间分别是4.0、5.9min，尼扎替丁中NDMA和主成分的出峰时间分别为4.7、7.2min，且对质谱检测没有干扰。

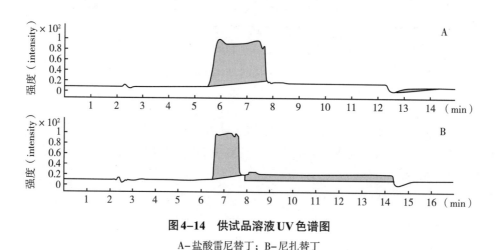

**图4-14  供试品溶液UV色谱图**

A-盐酸雷尼替丁；B-尼扎替丁

由于NDMA分子量较小，在采用三重四极杆质谱检测时，可能会遇到噪声干扰大、仪器响应低、峰形差等问题。为了解决这些问题，我们对流动相、离子源、源参数等进行优化，采用添加0.1%甲酸的质谱级甲醇为流动相，APCI源作为离子源，EMV电压增加至400V，毛细管电压设为2000V，电晕电流降至6μA，NDMA的检测限达到0.007ppm，最终实现了替丁类药物中NDMA的检测。

### 3.1.1.10  LC-MS/MS法测定盐酸文拉法辛原料药及其缓释胶囊中8种*N*-亚硝胺类杂质

#### 3.1.1.10.1  仪器与试药

H-Class超高效液相色谱仪-Xevo TQ-XS三重四级杆质谱仪（美国Waters公司）；XP-205十万分之一电子天平（瑞士Mettler Toledo公司），XPE26百万分之一电子天平（瑞士Mettler Toledo公司），Milli-Q超纯水处理系统（美国Millipore公司）。

甲醇（质谱级，Merck公司）；甲酸（质谱级，Thermo公司）；水（Optima LC/MS，

Thermo公司）；7批盐酸文拉法辛原料药和6批盐酸文拉法辛缓释胶囊均由企业提供。

3.1.1.10.2　色谱及质谱条件

A. 色谱条件

色谱柱为SHIMADZU Shim-pack Velox Biphenyl（2.7μm，4.6mm×150mm）；以0.1%甲酸的水溶液作为流动相A，以0.1%甲酸的甲醇溶液作为流动相B，梯度洗脱程序：0~4.0min，B 35%；4.0~4.2min，B 35%~60%；4.2~13.0min，B 60%；13.0~17.0min，B 60%~50%；17.0~17.5min，B 50%~35.0%；17.5~23.0min，B 35%；流速为0.55ml·min⁻¹，柱温为50℃，进样盘温度为10℃，进样量为1μl。

B. 质谱条件

采用大气压化学电离源（APCI）；正离子模式；毛细管电流1.3μA，离子源温度150℃，APcI探针温度300℃，脱溶剂气流速1000L·h⁻¹，锥孔气流速150L·h⁻¹，碰撞气流量0.15ml·min⁻¹，采用多反应监测（MRM）扫描模式，具体参数见表4-25。

**表4-25　UPLC-MS/MS的MRM参数**

| 化合物 | 窗口（min） | 母离子（m/z） | 子离子（m/z） | 锥孔电压（V） | 碰撞能量（eV） |
|---|---|---|---|---|---|
| NDMA | 3.00~4.20 | 75.00 | 58.10* | 50 | 10 |
| | | | 43.00 | | 13 |
| NMBA | 3.60~4.80 | 147.04 | 119.96* | 15 | 6 |
| | | | 43.95 | | 11 |
| NMEA | 4.45~5.50 | 89.10 | 61.04* | 20 | 9 |
| | | | 43.05 | | 10 |
| NDEA | 7.00~7.72 | 103.00 | 75.00* | 28 | 9 |
| | | | 47.10 | | 14 |
| NEiPA | 8.48~9.20 | 117.10 | 75.00* | 22 | 8 |
| | | | 43.10 | | 12 |
| NDPA | 9.60~10.40 | 131.10 | 89.10* | 30 | 12 |
| | | | 43.10 | | 10 |
| NDiPA | 10.10~11.10 | 131.10 | 89.1* | 30 | 10 |
| | | | 43.1 | | 9 |
| NDBA | 13.00~22.00 | 159.20 | 103.10* | 20 | 10 |
| | | | 57.10 | | 12 |

*定量离子

3.1.1.10.3　对照品与供试品溶液的配制

A. 对照品溶液的配制

精密称取N-亚硝基二甲胺（NDEA）、N-亚硝基二乙胺（NDEA）、N-亚硝基-N-甲基-4-氨基丁酸（NMBA）、N-亚硝基二异丙胺（NDiPA）、N-亚硝基二正丙胺

（NDPA）、*N*–亚硝基乙基异丙基胺（NEiPA）、*N*–亚硝基二正丁胺（NDBA）和*N*–亚硝基甲乙胺（NMEA）适量，加甲醇使溶解并稀释至制成每1ml中均约含0.1mg的混合溶液，作为对照品储备液。

B．供试品溶液的配制

原料药供试品溶液　取盐酸文拉法辛原料药约150mg，精密称定，置10ml离心管中，精密加入甲醇6.0ml，涡旋使溶解，作为供试品溶液。

缓释胶囊供试品溶液制备　取本品内容物研细，称取细粉适量（约相当于盐酸文拉法辛150mg），置10ml离心管中，精密加入甲醇6.0ml，涡旋5min，离心，滤过，取续滤液作为供试品溶液。

### 3.1.1.10.4　专属性实验

取甲醇、3.1.1.9.5项下线性溶液分别进样检测，记录色谱图（甲醇和线性溶液的提取离子流色谱图见图4-15），NDMA、NMBA、NMEA、NDEA、NEiPA、NDPA、NDiPA、NDBA的出峰时间分别为3.57、4.11、4.81、7.39、8.70、9.98、10.60、16.64min，空白溶剂对各杂质的检测无影响，专属性良好。NDPA和NDiPA在质谱中无法区分，以色谱的保留时间对其进行定位检测。

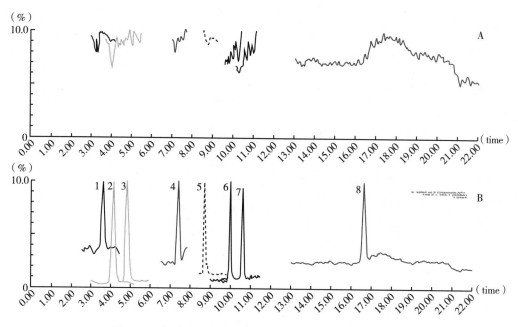

**图4-15　甲醇（A）和对照品溶液提取离子流色谱图（B）**

1-NDMA；2-NMBA；3-NMEA；4-NDEA；5-NEiPA；6-NDPA；7-NDiPA；8-NDBA

### 3.1.1.10.5　线性关系考察

精密称取NDMA 10382mg、NMBA 10.013mg、NDEA 10.649mg、NMEA 11.136mg、NEiPA 10.566mg、NDPA 11.044mg、NDiPA 12.396mg、NDBA 11.073mg，分别置100ml

量瓶中，加甲醇使溶解并稀释至刻度，摇匀，分别作为各自的对照品储备液（约 $100\,\mu g\cdot ml^{-1}$），分别精密量取 105、105、55、27.5、27.5、12.5、27.5、27.5 μl，置同一 100ml 量瓶中，用甲醇稀释至刻度，作为混合对照品储备液，分别精密量取 1、2.5、5、10、15ml，置 100ml 量瓶中，用甲醇稀释至刻度，作为 5、4、3、2、1 号系列线性溶液。分别取线性溶液进样检测，以 NDMA 浓度（$X$，$ng\cdot ml^{-1}$）为横坐标，对 NDMA 的峰面积（$Y$）进行线性回归，结果如表 4-26 所示，在拟定浓度范围内，各杂质浓度与峰面积之间呈现良好的线性关系。

表 4-26　各杂质线性范围试验结果

| 化合物 | 线性范围（$ng\cdot ml^{-1}$） | 线性方程 | 相关系数（$r$） |
|---|---|---|---|
| NDMA | 1.09~16.30 | $Y=100.46X+7.11$ | 0.9999 |
| NMBA | 1.03~15.50 | $Y=153.54X+208.71$ | 0.9906 |
| NMEA | 0.61~9.19 | $Y=1790.8X+243.77$ | 0.9994 |
| NDEA | 0.29~4.38 | $Y=1272.3X+50.25$ | 0.9986 |
| NEiPA | 0.29~4.30 | $Y=3292.9X+31.86$ | 0.9999 |
| NDPA | 0.14~2.05 | $Y=2420.6X+76.77$ | 0.9999 |
| NDiPA | 0.34~5.10 | $Y=779.46X+5.31$ | 0.9996 |
| NDBA | 0.30~4.52 | $Y=2509.8X-141.69$ | 0.9999 |

#### 3.1.1.10.6　检测限与定量限

取 3.1.1.10.5 项下 1 号线性溶液逐步稀释，进样检测，分别在信噪比（S/N）为 10：1、3：1 时作为定量限和检测限。各杂质的检测限与定量限如表 4-27 所示。

表 4-27　各杂质检测限与定量限

| 名称 | 检测限（$ng\cdot ml^{-1}$） | 检测限（ppm） | 定量限（$ng\cdot ml^{-1}$） | 定量限（ppm） |
|---|---|---|---|---|
| NDMA | 0.110 | 0.0044 | 0.363 | 0.0145 |
| NMBA | 0.075 | 0.0030 | 0.248 | 0.0099 |
| NMEA | 0.079 | 0.0032 | 0.261 | 0.0104 |
| NDEA | 0.028 | 0.0011 | 0.092 | 0.0037 |
| NEiPA | 0.035 | 0.0014 | 0.116 | 0.0046 |
| NDPA | 0.020 | 0.0008 | 0.066 | 0.0026 |
| NDiPA | 0.035 | 0.0014 | 0.116 | 0.0046 |
| NDBA | 0.031 | 0.0012 | 0.102 | 0.0041 |

#### 3.1.1.10.7　进样精密度

取 3.1.1.10.5 项下 1 号线性溶液，进样检测，连续进样 6 次，NDMA、NMBA、NMEA、NDEA、NEiPA、NDPA、NDiPA、NDBA 峰面积的 RSD 分别为 2.80%、7.76%、1.60%、7.24%、5.41%、8.18%、7.68%、9.77%，结果表明仪器精密度良好。

### 3.1.1.10.8 加样回收率试验

**原料药回收率** 精密称取盐酸文拉法辛原料药约150mg，9份，分别置离心管中，分别精密加入3.1.1.10.5项下3、2、1号线性溶液6.0ml，各3份，涡旋使溶解，即得。分别取上述溶液进样检测，计算回收率，结果如表4-28所示，结果显示低、中、高浓度加标供试品溶液各杂质回收率均值80%~120%范围内，符合检测要求。

表4-28 8种杂质原料药加样回收率（%）（±s，*n*=3）

| 化合物 | 低浓度 | 中浓度 | 高浓度 |
|---|---|---|---|
| NDMA | 103.1 ± 7.2 | 104.8 ± 4.1 | 104.2 ± 0.3 |
| NMBA | 97.4 ± 4.4 | 109.9 ± 3.0 | 106.8 ± 2.3 |
| NMEA | 107.8 ± 2.5 | 106.6 ± 2.2 | 103.4 ± 1.7 |
| NDEA | 97.5 ± 2.1 | 93.8 ± 1.0 | 101.1 ± 3.7 |
| NEiPA | 95.6 ± 4.2 | 97.0 ± 7.4 | 103.9 ± 3.7 |
| NDPA | 97.6 ± 2.3 | 107.8 ± 4.2 | 104.2 ± 3.1 |
| NDiPA | 100.2 ± 5.9 | 110.7 ± 2.0 | 105.4 ± 5.4 |
| NDBA | 105.7 ± 6.2 | 99.8 ± 3.6 | 103.4 ± 5.8 |

**缓释胶囊回收率** 取本品内容物研细，取细粉约450mg，9份，置10ml离心管中，分别精密加入3.1.1.10.5项下3、2、1号线性溶液6.0ml，各3份，涡旋5min，离心，滤过，取续滤液作为供试品溶液。即得。分别取上述溶液进样检测，计算回收率，结果如表4-29所示，结果显示低、中、高浓度加标供试品溶液各杂质回收率均值80%~120%范围内，符合检测要求。

表4-29 8种杂质制剂中加样回收率（%）（±s，*n*=3）

| 化合物 | 低浓度 | 中浓度 | 高浓度 |
|---|---|---|---|
| NDMA | 97.6 ± 5.8 | 102.2 ± 2.1 | 101.1 ± 2.1 |
| NMBA | 105.2 ± 6.0 | 105.4 ± 4.6 | 109.9 ± 5.5 |
| NMEA | 110.8 ± 2.6 | 105.4 ± 1.0 | 101.9 ± 2.1 |
| NDEA | 98.2 ± 2.5 | 94.5 ± 1.3 | 105.1 ± 3.8 |
| NEiPA | 99.5 ± 2.5 | 100.8 ± 6.7 | 106.9 ± 0.8 |
| NDPA | 99.5 ± 3.0 | 108.3 ± 2.7 | 105.7 ± 1.3 |
| NDiPA | 99.0 ± 8.1 | 111.7 ± 3.0 | 109.0 ± 3.6 |
| NDBA | 102.0 ± 8.1 | 102.7 ± 8.9 | 106.9 ± 4.8 |

### 3.1.1.10.9 讨论

文献报道及各国药品监管机构发布的*N*-亚硝胺类杂质的液质联用的检测方法中均采用C18色谱柱，配制浓度约为5ng·ml$^{-1}$的混合对照品溶液，首先对ZORBAX Eclipse Plus（C18，3.0mm×150mm，1.8μm）、Infinity Lab Poroshell 120 SB-AQ（3.0mm×150mm，2.7μm）、Xselect HSS T3（3.0mm×150mm，1.88μm）等不同类

型的C18色谱柱进行考察，由于*N*-亚硝基类遗传毒性杂质均具有较大极性，在C18色谱柱上出峰较快，尤其是NMBA和NMEA，在C18色谱柱上难以完全分离，并且洗脱程序初始必须以大比例的水相进行洗脱，导致峰型展宽。为此，选择更适合分析大极性化合物的Biphenyl色谱柱对条件进行优化，优化后结果显示各杂质峰均能够得到良好分离，在Biphenyl色谱柱上，可以适当提高有机相的比例，各杂质峰均得到较好峰型。NDPA和NDiPA具有完全相同的碎片离子，在质谱检测器中难以区分，所以在液相色谱中须完全分离，方可对其进行准确测定，并采用单个对照品的方式对其进行定位。

### 3.1.1.11　GC-MS直接进样+顶空进样法测定缬沙坦等7种沙坦类药物中的NDMA和NDEA

#### 3.1.1.11.1　仪器与试药

Agilent 7890B气相色谱仪串联Agilent 5977B单四极杆质谱仪（美国Agilent公司），XP205电子天平（瑞士Mettler Toledo公司）；Z300K离心机（德国Hermle公司）；VORTEX 1涡旋仪（德国IKA公司）。

NDMA对照品（批号982919ME，含量大于99.0%，LGC公司）；NDEA对照品（批号G126500，含量99.8%，LGC公司）；*N*-甲基-2-吡咯烷酮（批号K50490772 836，含量99.5%，Merck公司）；二氯甲烷（批号18025015，色谱级，Thermo公司）；缬沙坦、氯沙坦钾、阿利沙坦酯、厄贝沙坦、奥美沙坦酯、坎地沙坦酯和替米沙坦原料均由企业提供。

#### 3.1.1.11.2　色谱及质谱条件

A．色谱条件

采用Agilent VF-WAXms（0.25mm×30m，0.25μm）色谱柱，氦气为载气，进样口温度为200℃，分流比为不分流（直接进样）或5∶1（顶空进样），流速为1.2ml·min⁻¹，程序升温，以45℃保持1min，然后以15℃·min⁻¹的速率升温至180℃，再以20℃·min⁻¹的速率升温至230℃，并保持5min，进样体积1μl。顶空进样的平衡温度为130℃，定量环温度为180℃，传输线温度为185℃，平衡时间15min，进样时间1min，分流比为5∶1。

B．质谱条件

采用电子轰击（EI）离子源，电压为70eV，离子源温度为230℃；气相色谱-质谱接口温度为230℃；采用选择离子监测（SIM）模式，NDMA的监测离子*m/z*为74，NDEA的监测离子*m/z*为102。

#### 3.1.1.11.3　对照品与供试品溶液的配制

A．对照品溶液的配制

精密取NDMA和NDEA对照品适量，用*N*-甲基-2-吡咯烷酮定量稀释制成每1ml中分别约含0.005、0.01、0.03、0.06、0.1、1.0、2.0μg的溶液。分别取5ml置20ml顶空瓶中，作为GC-MS顶空进样法对照品系列溶液。

精密取NDMA和NDEA对照品适量，加二氯甲烷并定量稀释制成每1ml中分别约含0.005、0.01、0.03、0.06、0.1、1.0、2.0μg的溶液，作为GC-MS直接进样法对照品线性系列溶液。

B. 供试品溶液的配制

精密称取各批次样品适量，置顶空进样瓶中，加N-甲基-2-吡咯烷酮5.0ml，密封，超声使其溶解制成GC-MS顶空进样法供试品溶液。精密称取各批次样品适量，置15ml离心管中，加入二氯甲烷5.0ml，涡旋1min，然后以4000rpm的速率离心5min，取二氯甲烷层过滤，取续滤液作为GC-MS直接进样法和GC-MS/MS直接进样法供试品溶液。3种方法配制的样品溶液缬沙坦、氯沙坦钾、阿利沙坦酯、厄贝沙坦的浓度均为100mg·ml$^{-1}$，奥美沙坦酯、坎地沙坦酯和替米沙坦的浓度为50mg·ml$^{-1}$。

### 3.1.1.11.4  专属性实验

按照3.1.1.11.2项中的分析条件，取空白溶剂以及含有NDMA和NDEA的对照品溶液进行分析，结果表明空白溶剂对检测无干扰，且NDMA和NDEA分离良好，NDMA出峰时间约为6.56min，NDEA的出峰时间约为7.26min。

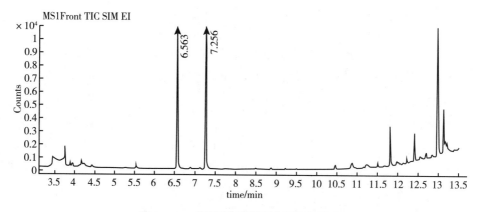

**图4-16  对照品溶液提取离子流色谱图**

### 3.1.1.11.5  线性关系考察

按照3.1.1.11.3项配制标准曲线溶液，照上述条件依法测定。分别以NDMA和NDEA的浓度（$X$，μg·ml$^{-1}$）为横坐标，峰面积（$Y$）为纵坐标，NDMA和NDEA在0.005~2.0μg·ml$^{-1}$范围内线性关系良好，相关系数均大于0.999（表4-30）。

**表4-30  方法的线性曲线、检测限、定量限**

| 名称 | GC-MS顶空进样 | | GC-MS直接进样 | |
| --- | --- | --- | --- | --- |
| | NDMA | NDEA | NDMA | NDEA |
| 检测限（μg·ml$^{-1}$） | 0.002 | 0.004 | 0.001 | 0.001 |
| 定量限（μg·ml$^{-1}$） | 0.005 | 0.005 | 0.0025 | 0.0025 |

| 名称 | GC-MS顶空进样 | | GC-MS直接进样 | |
|---|---|---|---|---|
| | NDMA | NDEA | NDMA | NDEA |
| 线性标准曲线方程 | $Y=3.705 \times 10^6 X - 4.165 \times 10^4$ | $Y=9.862 \times 10^6 X - 6.257 \times 10^4$ | $Y=2.090 \times 10^4 X + 48.59$ | $Y=1.537 \times 10^4 X + 78.27$ |
| 相关系数（$r$） | 0.9999 | 0.9998 | 0.9996 | 0.9992 |

#### 3.1.1.11.6　检测限与定量限

取NDMA和NDEA的标准溶液，用对应的溶剂逐级稀释，以满足信噪比（S/N）不低于3的浓度作为仪器的检测限，信噪比（S/N）不小于10的浓度作为定量限（表4-30）。

#### 3.1.1.11.7　进样精密度

对0.005 μg·ml⁻¹的对照品溶液按照3.1.1.11.2项中的分析条件连续进样6针，NDMA和NDEA的相对标准偏差（RSD）均在6%以内，精密度良好。

#### 3.1.1.11.8　回收率试验

取阴性缬沙坦样品约500mg，平行3份，加入混合对照品溶液适量，分别按3.1.1.11.3项下的方法制备供试品溶液，GC-MS顶空进样法进行0.01、0.03和0.06 μg·ml⁻¹3个添加水平的回收率试验，GC-MS直接进样法进行0.005、0.01和0.5 μg·ml⁻¹3个添加水平的回收率试验，测得样品的加标回收率均在86.13%~119.2%范围内。

### 3.1.1.12　GC-MS/MS直接进样法测定缬沙坦等7种沙坦类药物中的NDMA和NDEA

#### 3.1.1.12.1　仪器与试药

Agilent 7890B气相色谱仪串联Agilent 5977B单四极杆质谱仪（美国Agilent公司），XP205电子天平（瑞士Mettler Toledo公司）；Z300K离心机（德国Hermle公司）；VORTEX 1涡旋仪（德国IKA公司）。

NDMA对照品（批号982919ME，含量大于99.0%，LGC）；NDEA对照品（批号G126500，含量99.8%，LGC）；N-甲基-2-吡咯烷酮（批号K50490772 836，含量99.5%，Merck公司）；二氯甲烷（批号18025015，色谱级，Thermo公司）；缬沙坦、氯沙坦钾、阿利沙坦酯、厄贝沙坦、奥美沙坦酯、坎地沙坦酯和替米沙坦原料均由企业提供。

#### 3.1.1.12.2　色谱及质谱条件

A．色谱条件

采用Agilent VF-WAXms（0.25mm×30m，0.25 μm）色谱柱，氦气为载气，进样口温度为250℃，流速为1.2ml·min⁻¹，程序升温，先以45℃保持1min，然后以15℃·min⁻¹的速率升温至180℃，再以20℃·min⁻¹的速率升温至230℃，并保持5min，不分流直接进样，进样体积1 μl。

B．质谱条件

采用电子轰击（EI）离子源，电压为70eV，离子源温度为250℃；气相色谱–质谱接口温度为230℃；检测模式为MRM，增益因子为10；离子驻留时间为150ms；NDMA的定量离子对 $m/z$ 74→44，碰撞能量为5V，定性离子对 $m/z$ 74→42，碰撞能量为18V；NDEA的定量离子对 $m/z$ 102→85，碰撞能量为2V，定性离子对 $m/z$ 102→56，碰撞能量为18V

3.1.1.12.3　对照品与供试品溶液的配制

A．对照品溶液的配制

精密取NDMA和NDEA对照品适量，加二氯甲烷并定量稀释制成每1ml中分别约含0.005、0.01、0.03、0.06、0.1、1.0、2.0μg的溶液作为对照品线性系列溶液。

B．供试品溶液的配制

精密称取各批次样品适量，置15ml离心管中，加入二氯甲烷5.0ml，涡旋1min，然后以4000rpm的速率离心5min，取二氯甲烷层过滤，取续滤液作为供试品溶液。供试品溶液中缬沙坦、氯沙坦钾、阿利沙坦酯、厄贝沙坦的浓度均为100mg·ml$^{-1}$，奥美沙坦酯、坎地沙坦酯和替米沙坦的浓度为50mg·ml$^{-1}$。

3.1.1.12.4　专属性实验

按照3.1.1.12.2项中的分析条件，分别采用三种分析方法对空白溶剂以及含有NDMA和NDEA的对照品溶液进行分析，结果表明空白溶剂对检测无干扰，且NDMA和NDEA分离良好，NDMA出峰时间约为6.5min，NDEA的出峰时间约为7.2min。

3.1.1.12.5　线性关系考察

按照3.1.1.12.3项配制标准曲线溶液，并按照3.1.1.12.2项中的分析条件进行测定。分别以NDMA和NDEA的浓度（ $X$ ，μg·ml$^{-1}$ ）为横坐标，峰面积（ $Y$ ）为纵坐标，NDMA和NDEA在0.005~2.0μg·ml$^{-1}$范围内线性关系良好，相关系数均大于0.999（表4–31）。

表4–31　方法的线性曲线、检测限、定量限

| 名称 | GC–MS/MS直接进样 | |
| --- | --- | --- |
| | NDMA | NDEA |
| 检测限（μg·ml$^{-1}$） | 0.0001 | 0.00003 |
| 定量限（μg·ml$^{-1}$） | 0.00025 | 0.00005 |
| 线性标准曲线方程 | $Y=5.568 \times 10^6 X-4.841 \times 10^3$ | $Y=4.058 \times 10^6 X+1.0577 \times 10^4$ |
| 相关系数（ $r$ ） | 0.9999 | 0.9999 |

3.1.1.12.6　检测限与定量限

取NDMA和NDEA的标准溶液，用对应的溶剂逐级稀释，以满足信噪比（S/N）不低于3的浓度作为仪器的检测限，信噪比（S/N）不小于10的浓度作为定量限（表4–31）。

#### 3.1.1.12.7　进样精密度

取 0.005μg·ml$^{-1}$ 的对照品溶液，按照 3.1.1.12.3 项中的分析条件连续进样 6 针，NDMA 和 NDEA 的相对标准偏差（RSD）均在 6% 以内，精密度良好。

#### 3.1.1.12.8　回收率试验

取阴性缬沙坦样品约 500mg，平行 3 份，加入混合对照品溶液适量 GC-MS/MS 直接进样法进行 0.005、0.01 和 0.5μg·ml$^{-1}$ 3 个添加水平的回收率试验。

### 3.1.1.13　GC-MS 法缬沙坦中 NDMA、NDBA、NEIPA、NDEA、NDPA、NMPA、NDIPA 7 种亚硝胺杂质

#### 3.1.1.13.1　仪器与试药

Agilent 8890 气相色谱 –（EI 源）–5977B 单四极杆质谱联（美国 Agilent 公司）；十万分之一 XP-205 电子天平（瑞士 Mettler Toledo 公司）。

NDMA 对照品（批号 510166–202003，中国食品药检定研究院）、NDBA 对照（批号 G135577，Dr.Ehrenstorfor 公司）、NEiPA 对照品（批号 34358XM，Bepure 公司）、NEDA 对照品（批号 510168–201902，中国食品药品检定研究院）、NDPA 对照品（批号 2–JES–152–1，TRC 公司）、NMPA 对照品（批号 FHT01–IDSC，TCI 公司）、NDiPA（批号 LN40778，J&K 公司）、NMEA 对照品（批号 5–RFS–156–5，TRC 公司）；二氯甲烷（批号 18025015，Thermo 公司）；缬沙坦原料药由企业提供。

#### 3.1.1.13.2　色谱及质谱条件

A．色谱条件

采用 Agilent VF-WAXms（0.25mm×15m，1.0μm 和 0.25mm×15m，1.0μm）色谱柱，柱 1 流速为 1.0ml·min$^{-1}$，柱 2 流速为 1.2ml·min$^{-1}$；氦气为载气，传输线温度为 250℃，进样体积 2μl，进样口温度 250℃，进样类型为脉冲不分流进样，脉冲压力 12.285psi，保持 0.5min，柱温箱程序升温初始温度为 40℃，保持 0.5min，然后以 20℃·min$^{-1}$ 升温至 200℃，保持 0min，再以 60℃·min$^{-1}$ 升温至 230℃，保持 5min。

B．质谱条件

采用电子轰击（EI）离子源，电压为 70eV，离子源温度为 250℃，四级杆温度为 150℃，溶剂延迟时间为 3.75min。采用选择离子监测（SIM）模式，具体参数见表 4–32。

表 4–32　8 种杂质的 SIM 参数

| 化合物 | 保留时间（min） | 检测离子 | | |
|---|---|---|---|---|
| NDMA | 7.505 | 74$^*$ | 42 | 44 |
| NDEA | 8.104 | 102$^*$ | 56 | 57 |
| NEIPA | 8.361 | 116$^*$ | 56 | 43 |
| NDIPA | 8.548 | 130$^*$ | 70 | 43 |
| NDPA | 9.075 | 130$^*$ | 70 | 43 |

续表

| 化合物 | 保留时间（min） | 检测离子 | | |
|---|---|---|---|---|
| NDBA | 10.429 | 158* | 116 | 84、57 |
| NMPA | 10.543 | 107* | 106 | 77 |
| NEMA** | 7.877 | 88* | 56 | 42 |

*为定量离子，**为内标物质

### 3.1.1.13.3 对照品与供试品溶液的配制

A．对照品溶液的配制

标准储备溶液的制备　分别精密称取7个亚硝胺标准品各5.0mg置7个5ml容量瓶中，加甲醇溶解并定量至刻度线，配制成浓度为1.0mg·ml$^{-1}$的单个储备标准溶液。

含有内标溶剂的制备　将NEMA（1mg·ml$^{-1}$）的储备溶液配制成1ml，浓度为10μg·ml$^{-1}$的中间溶液；然后移取40ml的二氯甲烷溶剂于50ml的玻璃瓶中，加入80μl浓度为10μg·ml$^{-1}$的NEMA中间溶液，配制成含内标（20ng·ml$^{-1}$NMEA）的二氯甲烷溶剂。

标准曲线溶液的制备　使用带内标的二氯甲烷溶剂配制成1μg·ml$^{-1}$含7个亚硝胺的混合标准溶液。再将此混合标准溶液用含内标的二氯甲烷溶剂按表4-33稀释成混合标准曲线溶液。

表4-33　混合对照品标准溶液的配制

| 源溶液 | | 移取源溶液体积（μl） | 加入含内标溶剂体积（μl） | 标准曲线溶液 | |
|---|---|---|---|---|---|
| 名称 | 浓度（ng·ml$^{-1}$） | | | 浓度（ng·ml$^{-1}$） | 名称 |
| 混合标准溶液 | 1000 | 80 | 920 | 80 | C1 |
| 混合标准溶液 | 1000 | 40 | 960 | 40 | C2 |
| 混合标准溶液 | 1000 | 20 | 980 | 20 | C3 |
| C1 | 80 | 100 | 700 | 10 | C4 |
| C2 | 40 | 100 | 700 | 5 | C5 |
| C3 | 20 | 100 | 700 | 2.5 | C6 |
| C4 | 10 | 100 | 900 | 1 | C7 |
| C5 | 5 | 100 | 900 | 0.5 | C8 |
| C6 | 2.5 | 100 | 900 | 0.25 | C9 |

B．供试品溶液的配制

精密称取0.2g样品至4ml玻璃瓶中，再精密移取2ml带内标（NEMA 20ng·ml$^{-1}$）的二氯甲烷溶剂至瓶中，立即密封，涡旋震荡1min，在转速4000rpm的离心机中离心5min。取离心后下层二氯甲烷萃取液1.5ml，用0.22μm滤膜过滤后移入进样瓶中，即得含内标的样品溶液。

#### 3.1.1.13.4 专属性实验

取含20ng·ml⁻¹NMEA的10ng·ml⁻¹的混合标准溶液，按照3.1.1.13.3项中条件进行测定，记录质谱图（图4-17）。

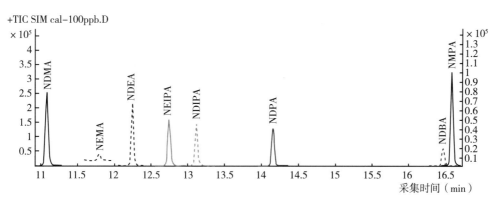

**图4-17 GC-MS专属性试验色谱图**

#### 3.1.1.13.5 线性关系考察

分别取不同浓度级别标准溶液，进样2μl进行测试。7种亚硝胺类化合物在0.25~80ng·ml⁻¹的浓度范围内，线性拟合良好，$r$均在0.998以上，具体结果见表4-34。

**表4-34 7个NAs杂质保留时间、回归方程、相关系数、LOD、LOQ**

| 杂质名称 | 保留时间（min） | 回归方程 | $r$ | LOD（ng·ml⁻¹） | LOQ（ng·ml⁻¹） |
|---|---|---|---|---|---|
| NDMA | 11.083 | $Y=1.9433X-0.07813$ | 0.9997 | 0.12 | 0.40 |
| NDEA | 12.244 | $Y=1.5804X-0.05838$ | 0.9997 | 0.14 | 0.48 |
| NEIPA | 12.747 | $Y=1.2086X-0.05202$ | 0.9996 | 0.10 | 0.32 |
| NDIPA | 13.122 | $Y=1.0817X-0.04060$ | 0.9992 | 0.09 | 0.29 |
| NDPA | 14.159 | $Y=0.9242X-0.04412$ | 0.9993 | 0.08 | 0.26 |
| NDBA | 16.477 | $Y=0.4447X-0.03101$ | 0.9987 | 0.41 | 1.36 |
| NMPA | 16.601 | $Y=2.3503X-0.1134$ | 0.9992 | 0.06 | 0.20 |

#### 3.1.1.13.6 检测限与定量限

7个亚硝胺杂质的检测限和定量下限汇总见表4-34。

#### 3.1.1.13.7 进样精密度

取1ng·ml⁻¹带内标的混合标准溶液，重复进样10次，记录MRM色谱图，并计算编号1~7七个亚硝胺化合物RSD值分别为4.21%、4.83%、3.42%、2.99%、2.69%、8.81%、1.97%，满足方法学验证要求。

#### 3.1.1.13.8 回收率试验

精密称取同一批次的缬沙坦药品0.2g置6ml玻璃瓶中，准确移取带内标（IS 20ng·ml⁻¹）的二氯甲烷溶液2ml置玻璃瓶中，分别加入5μl的1μg·ml⁻¹和40μl的

$1\mu g\cdot ml^{-1}$的混合标准品即得含$2.5ng\cdot ml^{-1}$和$20ng\cdot ml^{-1}$两个浓度的加标样品溶液，之后立即密封，按供试品制备方法处理后进行测定，每个浓度的加标样品重复称样3次进行测定，结果见表4–35和表4–36。

表4–35　样品中$2.5ng\cdot ml^{-1}$的7个NAs杂质的回收率

| 化合物 | 样品结果（$ng\cdot ml^{-1}$） | | 样品加标$2.5ng\cdot ml^{-1}$结果（$ng\cdot L^{-1}$） | | | | | | 样品加标回收率% | RSD% |
| --- | --- | --- | --- | --- | --- | --- | --- | --- | --- | --- |
| | 1 | 2 | 1 | 2 | 3 | 4 | 5 | 6 | | |
| NDMA | 2.04 | 2.02 | 5.07 | 4.74 | 4.80 | 5.04 | 5.01 | 4.95 | 116.22 | 2.70 |
| NDEA | 0.00 | 0.00 | 3.24 | 3.22 | 3.03 | 3.04 | 2.93 | 2.91 | 122.39 | 4.60 |
| NEIPA | 0.00 | 0.00 | 3.10 | 2.99 | 2.93 | 2.87 | 2.87 | 2.75 | 116.81 | 4.10 |
| NDIPA | 0.00 | 0.00 | 3.27 | 3.14 | 2.95 | 3.03 | 2.99 | 2.92 | 122.03 | 4.30 |
| NDPA | 0.00 | 0.00 | 3.67 | 3.69 | 3.60 | 3.73 | 3.75 | 3.81 | 148.28 | 1.90 |
| NDBA | 24.00 | 26.00 | 25.07 | 21.23 | 20.53 | 20.96 | 24.21 | 20.32 | 117.93 | 9.30 |
| NMPA | 1.55 | 1.11 | 5.27 | 4.93 | 4.74 | 4.76 | 4.82 | 4.76 | 142.05 | 4.10 |

表4–36　样品中$20ng\cdot ml^{-1}$的7个NAs杂质的回收率

| 化合物 | 样品结果（$ng\cdot ml^{-1}$） | | 样品加标$20ng\cdot ml^{-1}$结果（$ng\cdot L^{-1}$） | | | | | 样品加标回收率% | RSD% |
| --- | --- | --- | --- | --- | --- | --- | --- | --- | --- |
| | 1 | 2 | 1 | 2 | 3 | 4 | 5 | | |
| NDMA | 2.04 | 2.02 | 17.85 | 18.26 | 18.10 | 18.02 | 18.36 | 80.45 | 1.11 |
| NDEA | 0.00 | 0.00 | 15.43 | 16.07 | 15.56 | 15.18 | 15.10 | 77.34 | 2.46 |
| NEIPA | 0.00 | 0.00 | 15.49 | 16.28 | 16.26 | 15.73 | 15.32 | 79.07 | 2.79 |
| NDIPA | 0.00 | 0.00 | 16.38 | 17.65 | 16.30 | 16.46 | 16.68 | 83.47 | 3.30 |
| NDPA | 0.00 | 0.00 | 16.59 | 17.19 | 16.95 | 16.64 | 16.28 | 83.66 | 2.09 |
| NDBA | 24.00 | 26.00 | 34.33 | 36.75 | 36.40 | 34.13 | 33.22 | 49.83 | 4.38 |
| NMPA | 1.55 | 1.11 | 22.85 | 23.93 | 24.48 | 23.99 | 23.64 | 112.23 | 2.51 |

### 3.1.1.14　GC-MS/MS GC-MS法缬沙坦中NDMA、NDBA、NEIPA、NDEA、NDPA、NMPA、NDIPA 7种亚硝胺杂质

#### 3.1.1.14.1　仪器与试药

Agilent 8890气相色谱–（EI源）–5977B单四极杆质谱联（美国Agilent公司）；十万分之一XP–205电子天平（瑞士Mettler Toledo公司）。

NDMA对照品（批号510166-202003，中国食品药品检定研究院）、NDBA对照（批号G135577，Dr.Ehrenstorfor公司）、NeiPA对照品（批号34358XM，Bepure公司）、NEDA对照品（批号510168-201902，中国食品药品检定研究院）、NDPA对照品（批号2–JES–152–1，TRC公司）、NMPA对照品（批号FHT01–IDSC，TCI公司）、NDiPA（批号LN40778，J&K公司）、NMEA对照品（批号5–RFS–156–5，TRC公司）；二氯甲烷（批号18025015，Thermo公司）；缬沙坦原料药由企业提供。

#### 3.1.1.14.2 色谱及质谱条件

**A. 色谱条件**

采用Agilent VF-WAXms（0.25mm×15m，1.0μm和0.25mm×15m，1.0μm）色谱柱，柱1流速为1.0ml·min⁻¹，柱2流速为1.2ml·min⁻¹；氦气为载气，传输线温度为250℃，进样体积2μl，进样口温度250℃，进样类型为脉冲不分流进样，脉冲压力12.285psi，保持0.5min，柱温箱程序升温初始温度为40℃，保持0.5min，然后以20℃·min⁻¹升温至200℃，保持0min，再以60℃·min⁻¹升温至230℃，保持5min。

**B. 质谱条件**

采用电子轰击（EI）离子源，电压为70eV，离子源温度为250℃，四级杆温度为150℃，溶剂延迟时间为3.75min。采用多反应监测（SIM）模式，具体参数见表4-37。

**表4-37　8种杂质的MRM参数**

| 化合物 | 保留时间（min） | 母离子（m/z） | 子离子（m/z） | 碰撞能量（V） |
|---|---|---|---|---|
| NDMA | 7.505 | 74 | 44* | 5 |
| | | | 42 | 18 |
| NDEA | 8.104 | 102 | 85* | 2 |
| | | | 56 | 18 |
| NEIPA | 8.361 | 116 | 99* | 6 |
| | | | 44 | 18 |
| | | 71 | 56 | 4 |
| NDIPA | 8.548 | 130 | 88* | 6 |
| | | | 71 | 16 |
| | | | 42 | 12 |
| NDPA | 9.075 | 130 | 88* | 4 |
| | | | 113 | 3 |
| NDBA | 10.429 | 84 | 56* | 22 |
| | | 158 | 141 | 8 |
| | | | 99 | 8 |
| NMPA | 10.543 | 107 | 106* | 18 |
| | | 106 | 79 | 22 |
| | | | 77 | 22 |
| NEMA** | 7.877 | 88 | 71* | 4 |
| | | | 42 | 24 |

*为定量离子，**为内标物质

3.1.1.14.3　对照品与供试品溶液的配制

A．对照品溶液的配制

标准储备溶液的制备　分别精密称取7个亚硝胺标准品各5.0mg置7个5ml容量瓶中，加甲醇溶解并定量至刻度线，配制成浓度为1.0mg·ml$^{-1}$的单个储备标准溶液。

含有内标溶剂的制备　将NEMA（1mg·ml$^{-1}$）的储备溶液配制成1ml，浓度为10μg·ml$^{-1}$的中间溶液；然后移取40ml的二氯甲烷溶剂于50ml的玻璃瓶中，加入80μl浓度为10μg·ml$^{-1}$的NEMA中间溶液，配制成含内标（20ng·ml$^{-1}$NMEA）的二氯甲烷溶剂。

标准曲线溶液的制备　使用带内标的二氯甲烷溶剂配制成1μg·ml$^{-1}$含7个亚硝胺的混合标准溶液。再将此混合标准溶液用含内标的二氯甲烷溶剂按表4-38稀释成混合标准曲线溶液。

表4-38　混合对照品标准溶液的配制

| 源溶液 | | 移取源溶液体积（μl） | 加入含内标溶剂体积（μl） | 标准曲线溶液 | |
|---|---|---|---|---|---|
| 名称 | 浓度（ng·ml$^{-1}$） | | | 浓度（ng·ml$^{-1}$） | 名称 |
| 混合标准溶液 | 1000 | 80 | 920 | 80 | C1 |
| 混合标准溶液 | 1000 | 40 | 960 | 40 | C2 |
| 混合标准溶液 | 1000 | 20 | 980 | 20 | C3 |
| C1 | 80 | 100 | 700 | 10 | C4 |
| C2 | 40 | 100 | 700 | 5 | C5 |
| C3 | 20 | 100 | 700 | 2.5 | C6 |
| C4 | 10 | 100 | 900 | 1 | C7 |
| C5 | 5 | 100 | 900 | 0.5 | C8 |
| C6 | 2.5 | 100 | 900 | 0.25 | C9 |

B．供试品溶液的配制

精密称取0.2g样品置4ml玻璃瓶中，再精密移取2ml带内标（NEMA 20ng·ml$^{-1}$）的二氯甲烷溶剂至瓶中，立即密封，涡旋震荡1min，在转速4000rpm的离心机中离心5min。取离心后下层二氯甲烷萃取液1.5ml，用0.22μm滤膜过滤后移入进样瓶中，即得含内标的样品溶液。

3.1.1.14.4　专属性实验

取含20ng·ml$^{-1}$NMEA的二氯甲烷溶剂的10ng·ml$^{-1}$的混合标准溶液，按照3.1.1.13.2项中条件进行测定，记录MRM色谱图（图4-18）。

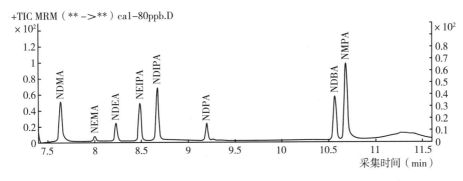

**图4-18　GC-MS/MS专属性试验色谱图**

#### 3.1.1.14.5　线性关系考察

分别取不同浓度级别标准溶液，进样2μl进行测试。7种亚硝胺类化合物在0.25~80ng·ml⁻¹的浓度范围内，线性拟合良好，$r$均在0.998以上，具体结果见表4-39。

**表4-39　7个NAs杂质保留时间、回归方程、相关系数、LOD**

| 杂质名称 | 回归方程 | $r$ | LOD/（ng·ml⁻¹） |
|---|---|---|---|
| NDMA | $Y=0.9513X+0.002257$ | 1.0000 | 0.18 |
| NDEA | $Y=0.5083X-0.005792$ | 1.0000 | 0.23 |
| NEIPA | $Y=1.6636X-0.03654$ | 0.9991 | 0.42 |
| NDIPA | $Y=1.3182X+0.09066$ | 0.9993 | 0.36 |
| NDPA | $Y=0.7717X-0.004224$ | 0.9987 | 0.44 |
| NDBA | $Y=0.4531X-0.002224$ | 0.9989 | 0.24 |
| NMPA | $Y=3.8293X+0.08428$ | 0.9992 | 0.37 |

#### 3.1.1.14.6　检测限与定量限

7个亚硝胺杂质的检测限汇总见表4-39。

#### 3.1.1.14.7　进样精密度

取2.5ng·ml⁻¹的带内标的混合标准溶液，重复进样10次，记录MRM色谱图，并计算编号1~7的7个亚硝胺化合物RSD值分别为2.6%、3.3%、5.1%、5.2%、6.3%、3.4%、5.1%，均满足方法学验证要求。

#### 3.1.1.14.8　回收率试验

精密称取同一批次的缬沙坦药品0.2g置6ml玻璃瓶中，准确移取带内标（IS 20ng·ml⁻¹）的二氯甲烷溶液2ml置玻璃瓶中，分别加入5μl的1μg·ml⁻¹和40μl的1μg·ml⁻¹的混合标准品即得含2.5ng·ml⁻¹和20ng·ml⁻¹两个浓度的加标样品溶液，之后立即密封，按供试品制备方法处理后进行测定，每个浓度的加标样品重复称样3

次进行测定，结果见表4-40和表4-41。

表4-40　样品中2.5ng·ml⁻¹的7个NAs杂质的回收率

| 名称 | 样品结果 | | 样品加标2.5ng·ml⁻¹结果 | | | | | | | |
|---|---|---|---|---|---|---|---|---|---|---|
| | 1 | 2 | 1 | 回收率（%） | 2 | 回收率（%） | 3 | 回收率（%） | 平均回收率（%） | RSD% |
| NDBA | 0.16 | 0.17 | 3.04 | 115.00 | 2.88 | 108.60 | 3.01 | 113.80 | 112.47 | 3.02 |
| NDEA | 0.07 | 0.14 | 3.04 | 117.40 | 2.93 | 113.00 | 2.66 | 102.20 | 110.87 | 7.05 |
| NDIPA | 0.10 | 0.11 | 1.99 | 75.40 | 2.04 | 77.40 | 1.91 | 72.20 | 75.00 | 3.50 |
| NDMA | 0.13 | 0.14 | 2.44 | 92.20 | 2.59 | 98.20 | 2.41 | 91.00 | 93.80 | 4.11 |
| NDPA | 0.08 | 0.13 | 2.78 | 107.00 | 2.67 | 102.60 | 2.72 | 104.60 | 104.73 | 2.10 |
| NEIPA | 0.05 | 0.04 | 2.27 | 89.00 | 2.48 | 97.40 | 2.22 | 87.00 | 91.13 | 6.06 |
| NMPA | 1.18 | 1.02 | 5.19 | 163.60 | 4.79 | 147.60 | 5.14 | 161.60 | 157.60 | 5.53 |

表4-41　样品中20ng·ml⁻¹的7个NAs杂质的回收率

| 名称 | 样品结果 | | 样品加标20ng·ml⁻¹结果 | | | | | | | |
|---|---|---|---|---|---|---|---|---|---|---|
| | 1 | 2 | 1 | 回收率（%） | 2 | 回收率（%） | 3 | 回收率（%） | 平均回收率（%） | RSD% |
| NDBA | 0.16 | 0.17 | 17.8 | 88.18 | 18.3 | 90.68 | 17.4 | 86.18 | 88.34 | 2.55 |
| NDEA | 0.07 | 0.14 | 19 | 94.48 | 19.1 | 94.98 | 17.8 | 88.48 | 92.64 | 3.90 |
| NDIPA | 0.10 | 0.11 | 17.5 | 86.98 | 18.3 | 90.98 | 17.4 | 86.48 | 88.14 | 2.80 |
| NDMA | 0.13 | 0.14 | 19.8 | 98.33 | 20.3 | 100.83 | 19.9 | 98.83 | 99.33 | 1.33 |
| NDPA | 0.08 | 0.13 | 18.2 | 90.48 | 18.5 | 91.98 | 17.8 | 88.48 | 90.31 | 1.94 |
| NEIPA | 0.05 | 0.04 | 20.1 | 100.28 | 20.6 | 102.78 | 19 | 94.78 | 99.28 | 4.12 |
| NMPA | 1.18 | 1.02 | 27.4 | 131.50 | 27 | 129.50 | 25.5 | 122.00 | 127.67 | 3.92 |

### 3.1.1.14.9　讨论

考察了甲醇、二氯甲烷、二甲亚砜和*N*-甲基-2-吡咯烷酮4种溶剂对缬沙坦、厄贝沙坦、坎地沙坦酯、替米沙坦、奥美沙坦酯、阿利沙坦酯7种沙坦类药物的溶解效率。结果表明，除替米沙坦在*N*-甲基-2-吡咯烷酮中的溶解性约在50mg·ml⁻¹外，其余沙坦药物的溶解性均大于100mg·ml⁻¹，因此为保证样品全部溶解，将*N*-甲基-2-吡咯烷酮用于制备顶空进样的样品；剩余3种溶剂中，二氯甲烷的溶解能力最强，除奥美沙坦酯和替米沙坦的溶解度小于30mg·ml⁻¹外，其余沙坦药物的溶解性也能达到100mg·ml⁻¹，故选择二氯甲烷作为直接进样的样品溶剂。同时比较采用二氯甲烷（含有20ng·ml⁻¹的内标）或者甲醇（含有20ng·ml⁻¹的内标）溶液制备，对3批缬沙坦样品测定结果的影响。分别将4批缬沙坦样品，各精密称取0.2g置6ml玻璃瓶中，再精密移取带内标（IS 20ng·ml$^{-1}$）的二氯甲烷溶液或者甲醇溶液2ml置玻璃瓶中，立即密封，按供试品制备方法处理后进行测定。两种不同的提取溶剂的目标物分析结果基本一致，但二氯甲烷溶剂提取的化合物信号明显高于甲醇溶剂，因此可首选将二氯甲烷作为提取溶剂。

$N$-亚硝胺杂质大多数具有挥发性且分子量低，适合采用气相色谱分离。气相色谱常用的进样方式包括顶空进样法和直接进样法。虽然顶空进样法相对于直接进样法具有减少样品对仪器污染的优势，但相当于直接进样而言，其检测灵敏度要低约1个数量级。因此在实际样品的测定时，应兼顾样品溶解性、检测灵敏度等的需求，选取适用的进样方式。

研究中发现，部分沙坦类的样品随着时间推移会出现结晶或者絮化的现象，不同样品的出现时间不同。因此为了减少样品物态变化对检测结果的影响，本方法对样品采用现测现做的方式，尽量缩短样品放置时间。同时本方法也考察了缬沙坦物态变化对检测的影响。将制备后的样品放于冰箱4℃过夜，待出现絮状沉淀后，过滤后进行检测，并与同一批现配现测的样品结果进行对比，实验表明缬沙坦的絮状沉淀对样品的测定结果无影响。

顶空进样方法避免了难挥发性成分对仪器和色谱柱的影响，排除其他成分对检测的干扰，并且无需复杂的样品前处理过程；直接进样虽然样品制备过程复杂，但溶剂无需完全溶解沙坦类药物，可选择范围广，并且检测更灵敏。本研究建立了GC-MS顶空进样法、GC-MS直接进样法、GC-MS/MS直接进样法测定缬沙坦、厄贝沙坦、坎地沙坦酯、替米沙坦、奥美沙坦酯、阿利沙坦酯等7种沙坦类药物中的NDMA和NDEA。这3种方法都能满足对7种沙坦类药物的NDMA和NDEA单独或者联合检测需求，企业和检测机构可以根据灵敏度的需要选择合适的检测方法。

### 3.1.2　黄曲霉素类杂质分析方法

黄曲霉素（Aflatoxins，AF）主要为黄曲霉和寄生曲霉的次生代谢产物，黄曲霉素的基本结构为二呋喃环和香豆素，目前已确定的黄曲霉素的结构有AFB$_1$、AFB$_2$、AFM$_1$等18种之多。黄曲霉素具有很强的诱导突变、抑制免疫以及非常强的致癌作用，黄曲霉素的毒素非常高，是目前已经发现霉菌中毒性最大的一种，其中AFB$_1$的急性毒性大于氰化钾，慢性毒性可诱发肝癌。1988年国际癌症研究中心（IARC）将黄曲霉素B$_1$列为人类强烈致癌物质之一，ICH也将黄曲霉素列为关注队列的遗传毒性物质。Powly分析了关注队列杂质于药物合成路径中产生的杂质类别的关系，认为黄曲霉素类物质通常不应出现在药物的合成路线中，化学药品中检测黄曲霉素的报道较少。食品、中药等容易受到黄曲霉素的污染，已发展出相对完善的黄曲霉素检测方法，如《中国药典》2020年版四部通则2351真菌毒素测定法中收载了柱前碘衍生-液相色谱-荧光检测器（HPLC-FID）法、液相色谱-串联质谱法（HPLC-MS）法和酶联免疫法用于药材、饮片以及中药制剂中黄曲霉素$B_1$的测定。目前黄曲霉素的分析方法主要有薄层色谱法（TLC）、气相色谱法（GC）、液相色谱法（HPLC）、气相色谱-串联质谱（GC-MS）、液相色谱-串联质谱（HPLC-MS），以及基于免疫化学基础上的免疫分析方法，如免疫亲和柱-荧光检测（IAC-FLD）、酶联免疫吸附法（ELISA）和胶体免疫层析等方法。由于化学药品中理论上不应存在黄曲霉素，下面仅对少量的文献检测方法进行简要描述。

《中国药典》2020年版四部通则2351真菌毒素测定法第一法，以碘作为衍生化试剂或光化学衍生，采用液相色谱-荧光检测器（HPLC-FID）在线柱后衍生化法测定药材、饮片及中药制剂中的黄曲霉素（以黄曲霉素$B_1$、黄曲霉素$B_2$、黄曲霉素$G_1$和黄曲霉素$G_2$总量计）。采用十八烷基硅烷键合硅胶为填充剂的色谱柱，以甲醇-乙腈-水（40：18：42）为流动相，衍生化泵流速为$0.3ml \cdot min^{-1}$，衍生化温度为70℃，光化学衍生器（254nm）；荧光检测器激发波长为360nm，发射波长为450nm。黄曲霉素$B_1$、$G_1$的检测限应为$0.5\mu g \cdot kg^{-1}$，定量限应为$1\mu g \cdot kg^{-1}$，黄曲霉素$B_2$、$G_2$的检测限应为$0.2\mu g \cdot kg^{-1}$，定量限应为$0.4\mu g \cdot kg^{-1}$。

《中国药典》2020年版四部通则2351真菌毒素测定法第二法，采用液相色谱-串联质谱法（HPLC-MS/MS）法测定药材、饮片及中药制剂中的黄曲霉素（以黄曲霉素$B_1$、黄曲霉素$B_2$、黄曲霉素$G_1$和黄曲霉素$G_2$总量计）。采用十八烷基硅烷键合硅胶为填充剂的色谱柱，以$10mmol \cdot L^{-1}$醋酸铵溶液为流动相A，以甲醇为流动相B，进行等度洗脱；流速为$0.3ml \cdot min^{-1}$，柱温为25℃。采用电喷雾离子源（MRM），正离子模式。采用多反应监测模式（MRM），黄曲霉素$G_2$监测离子对为$m/z\ 331.1 \rightarrow 313.1$、$m/z\ 331.1 \rightarrow 313.1$，检测限与定量限分别为$0.1\mu g \cdot kg^{-1}$和$0.3\mu g \cdot kg^{-1}$，黄曲霉素$G_1$监测离子对为$m/z\ 329.1 \rightarrow 243.1$、$m/z\ 329.1 \rightarrow 311.1$，检测限与定量限分别为$0.1\mu g \cdot kg^{-1}$和$0.3\mu g \cdot kg^{-1}$，黄曲霉素$B_2$监测离子对为$m/z\ 315.1 \rightarrow 259.1$、$m/z\ 315.1 \rightarrow 287.1$，检测限与定量限分别为$0.1\mu g \cdot kg^{-1}$和$0.3\mu g \cdot kg^{-1}$，黄曲霉素$B_1$监测离子对为$m/z\ 313.1 \rightarrow 241.0$、$m/z\ 313.1 \rightarrow 285.1$，检测限于定量限分别为$0.1\mu g \cdot kg^{-1}$、$0.3\mu g \cdot kg^{-1}$。

甘盛等采用液相色谱-串联质谱法（HPLC-MS/MS）对已开封的维生素E软胶囊中黄曲霉素$B_1$的含量进行了测定。采用Phenomenon Kitnex C18（100mm×2.1mm，2.6μm）色谱柱，以甲醇作为流动相A，以0.1%甲酸的水溶液作为流动相B，进行梯度洗脱，体积流量$0.3ml \cdot min^{-1}$，柱温30℃，进样体积25μl。采用电喷雾离子源（ESI），正离子模式，喷雾电压为2200V，雾化器压力为25.0psi，喷嘴电压为1500V，干燥气流量为$5L \cdot min^{-1}$，鞘气流量为$10L \cdot min^{-1}$，鞘气温度为390℃，离子源温度为350℃；采用多反应监测（MRM）模式，黄曲霉素$B_1$的监测离子为$m/z\ 313.1 \rightarrow 285.1$、$m/z\ 312.8 \rightarrow 240.8$。以中性氧化铝小柱酸化后萃取黄曲霉素$B_1$，该条件下黄曲霉素$B_1$的检测限与定量限分别为$0.05ng \cdot ml^{-1}$和$1.55ng \cdot ml^{-1}$，平均加样回收率为97.73%（RSD=4.6%，$n$=9）。

孙政等采用液相色谱-串联质谱法（HPLC-MS/MS）测定了阿莫西林、阿莫西林钠、克拉维酸钾、克拉维酸叔辛胺中4种黄曲霉素（AFT B$_1$、AFT B$_2$、AFT G$_1$、AFT G$_2$）。采用 Venusil MP C18（100mm × 4.6mm，5 μm）色谱柱，以 5mmol·L$^{-1}$ 乙酸铵水溶液作为流动相A，以乙腈-甲醇（1 : 1）作为流动相B，进行梯度洗脱，体积流量 0.8ml·min$^{-1}$，柱温为室温，进样体积 50 μl。采用电喷雾离子源（ESI），正离子模式，采用多反应监测（MRM）模式，黄曲霉素 B$_1$、B$_2$、G$_1$、G$_2$ 的监测离子分别为 $m/z$ 313.0→285.0、$m/z$ 313.0→287.0、$m/z$ 329.0→243.0、$m/z$ 331.0→245.0。以水为稀释剂制备对照品溶液和供试品溶液。该条件下，黄曲霉素 B$_1$、B$_2$、G$_1$、G$_2$ 的检测限分别为 0.01、0.025、0.025、0.025ng·ml$^{-1}$，定量限分别为 0.025、0.05、0.05、0.05ng·ml$^{-1}$，在阿莫西林和阿莫西林钠中的平均回收率在 93%~115% 范围内，克拉维酸钾和克拉维酸叔辛胺中回收率偏低，可能对黄曲霉素 B$_1$、B$_2$、G$_1$、G$_2$ 有抑制作用。

### 3.1.3 烷基-氧化偶氮杂质分析方法

关注队列中的烷基-氧化偶氮类化合物（Alkyl-azoxy compound），其特性不同于药物合成中常用到或产生的芳基-氧化偶氮类化合物，烷基-氧化偶氮类化合物可以形成碳正阳离子使DNA烷基化从而生产致癌性。如氧化偶氮甲烷代谢形成甲基氧化偶氮甲醇，后者通过酶或非酶代谢方式进一步转化为烷基偶氮类代谢产物，最终形成碳正阳离子，使DNA烷基化产生致癌性。CPDB数据库中6个烷基-氧化偶氮的示例为氧化偶氮甲烷、1-氧化偶氮丙烷、2-氧化偶氮丙烷、Z-乙基-$O$, $N$, $N$-氧化偶氮甲烷、Z-乙基-$O$, $N$, $N$-氧化偶氮乙烷、Z-甲基-$O$, $N$, $N$-氧化偶氮乙烷，这些全部都是低分子量的烷基-氧化偶氮化合物，相较之下，药物合成中常出现是芳基-氧化偶氮化合物，未见大量致癌性研究信息，未显示出类似烷基-氧化偶氮化合物的致癌机制（相似的代谢活化通路，形成烷基碳正离子等），对于这一类化合物，可考虑采用TTC的控制原则。未检索到药物中烷基-偶氮类化合物检测的相关文献报道。

## 3.2 具有警示结构的常见遗传毒性杂质分析方法

美国FDA食品安全部门的Cheeseman等人从90年代开始发表文章，介绍应用警示结构来评价接触食品的化学物质的潜在致癌性，通过一系列的阈值来分层控制风险较高的化学物质，即将风险控制在肿瘤发生率在背景水平上增加不能超过1/106，这种条件下的暴露水平即定为可接受的阈值。随着新药研发的进展，药物活性成分（API）日益增多，杂质结构也越来越复杂。Galloway（美国Merck研究实验室）2013年发表的文章中，分析了13个跨国大型制药企业108个合成路线中的杂质，共发现了602种警示结构，作者比较分析了这些警示结构类别与CPDB数据库中化合物警示结构分布的区别，结果显示，药物合成中出现杂质的警示结构类别及比例可能不同于CPDB中的相关信息。一旦有警示结构或致突变性化合物进入合成路线，就要确认后续的工艺过程是否能将其清除；如果不能肯定是否能清除，就需要建立一个可接受的限度。本节将就常见的具有警示结构杂质的分析方法进行简要介绍。

### 3.2.1　磺酸酯类杂质分析方法

磺酸盐药物由磺酸和药物自由碱通过成盐反应获得，在合成过程中用到的低级醇类溶剂（甲醇、乙醇和异丙醇等）时，磺酸就可能与这些醇类发生反应产生磺酸酯杂质；磺酸的衍生物在与醇类共存时也可能发生副作用产生磺酸酯。由于醇类溶剂和磺酸及其衍生物的种类繁多，从结构简单的烷基磺酸酯到复杂的芳基磺酸酯，主要有甲磺酸甲酯、甲磺酸乙酯、甲磺酸丙酯、甲磺酸异丙酯、对甲苯磺酸甲酯、对甲苯磺酸乙酯、对甲苯磺酸丙酯、对甲苯磺酸异丙酯、三氟甲磺酸甲酯、三氟甲磺酸乙酯、三氟甲磺酸丙酯、三氟甲磺酸异丙酯等。已有研究表明磺酸酯具有诱变性，能够直接或者经代谢活化后间接地将自身结构上的烷基残基转移至富电子的DNA碱基上而引起DNA的烷基化，从而导致遗传物质的损伤。为确保药品的质量安全，有必要建立准确、耐用的分析方法，对药物中残留的磺酸酯进行准确测定。目前磺酸酯类杂质检测的方法主要有气相色谱法（GC）、气相色谱–质谱联用法（GC-MS/MS）、液相色谱法（HPLC）、液相色谱–质谱联用法（HPLC-MS/MS）等。GC法为烷基磺酸酯的常用的检测方法，有时需要衍生化处理，但可能存在灵敏度和稳定性等问题，越来越多的文献报道开始使用GC-MS/MS进行检测。HPLC紫外检测是芳香磺酸酯类的常规检测方法，为了获得更高的灵敏度，HPLC-MS/MS法也已较为常见。下面将就磺酸酯类杂质的这些检测方法作简要介绍。

#### 3.2.1.1　HPLC法测定苯环喹溴铵中对甲苯磺酸甲酯、对甲苯磺酸乙酯和对甲苯磺酸异丙酯

##### 3.2.1.1.1　仪器与试药

Thermo Ultimate 3000高效液相色谱仪（美国Thermo公司）；XP205DR电子天平（0.01mg，瑞士Mettler Toledo公司）；AE240电子天平（瑞士Mettler Toledo公司）；Milli-Q超纯水仪（美国Millipore公司）。

甲醇（色谱纯，Thermo公司），超纯水（实验室自制）；苯环喹溴铵样品由企业提供。

##### 3.2.1.1.2　色谱条件

采用ZORBAX SB-C18（100mm×4.6mm，5μm）色谱柱，以甲醇–水（60：40）作为流动相，体积流量1.0ml·min$^{-1}$，柱温30℃，检测波长为226nm，进样体积10μl。

##### 3.2.1.1.3　专属性实验

取甲醇作为空白溶剂直接进样检测。另取精密称取对甲苯磺酸甲酯、对甲苯磺酸乙酯和对甲苯磺酸异丙酯对照品14.64、13.41、13.05mg，分别置100ml量瓶中，加

甲醇使溶解并稀释至刻度，摇匀，作为各自的对照品储备液，精密称取苯环喹溴铵5.27mg，置100ml量瓶中，加甲醇使溶解并稀释至刻度，摇匀，作为苯环喹溴铵对照品储备液；分别精密量取各储备液100ml，置同一10ml量瓶中，用甲醇稀释至刻度，摇匀，作为系统适用性溶液。精密量取甲醇和系统适用性溶液各10μl，分别注入色谱仪，记录色谱图，空白溶剂对检测无干扰，三个杂质峰之间分离度良好（色谱图见图4-19）。

### 3.2.1.1.4　线性关系考察

精密量取3.2.1.1.3项下对甲苯磺酸甲酯对照品储备液适量，以甲醇为稀释剂，稀释制备浓度为0.04、0.29、0.59、2.93、5.86、11.71μg·ml$^{-1}$的系列线性溶液。

精密量取3.2.1.1.3项下对甲苯磺酸乙酯对照品储备液适量，以甲醇为稀释剂，稀释制备浓度为0.06、0.27、0.54、2.68、5.36、10.73μg·ml$^{-1}$的系列线性溶液。

精密量取3.2.1.1.3项下对甲苯磺酸异丙酯对照品储备液适量，以甲醇为稀释剂，稀释制备浓度为0.06、0.26、0.52、2.61、5.22、10.44μg·ml$^{-1}$的系列线性溶液。

取上述线性溶液分别进样检测，以质量浓度为横坐标（$X$），峰面积为纵坐标（$Y$）进行线性回归，见表4-42。结果显示对甲苯磺酸甲酯、对甲苯磺酸乙酯和对甲苯磺酸异丙酯在其线性范围内与其峰响应值呈良好的线性关系。

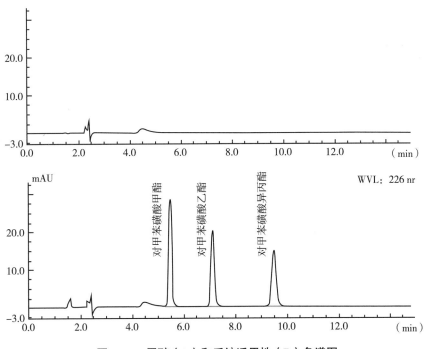

**图4-19　甲醇（A）和系统适用性（B）色谱图**

### 3.2.1.1.5　检测限与定量限

精密量取3.2.1.1.3项下对甲苯磺酸甲酯对照品储备液50、150μl，分别置25ml量瓶中，用甲醇稀释至刻度，摇匀，分别作为对甲苯磺酸甲酯的检测限和定量限溶液；精密量取3.2.1.1.3项下对甲苯磺酸乙酯对照品储备液150、300 μl，分别置25ml量瓶中，用甲醇稀释至刻度，摇匀，分别作为对甲苯磺酸乙酯的检测限和定量限溶液；精密量取3.2.1.1.3项下对甲苯磺酸甲酯对照品储备液100、300 μl，分别置25ml量瓶中，用甲醇稀释至刻度，摇匀，分别作为对甲苯磺酸异丙酯的检测限和定量限溶液；量取以上溶液分别进样检测，以信噪比（S/N）约为10∶1时的质量浓度作为定量限（LOQ），S/N约为3∶1时的浓度作为检测限（LOD），各杂质的LOD和LOQ结果见表4-42。

**表4-42　杂质回归方程和相关系数、LOD和LOQ**

| 杂质名称 | 回归方程 | $r$ | LOD（μg·ml⁻¹） | LOQ（μg·ml⁻¹） |
|---|---|---|---|---|
| 对甲苯磺酸甲酯 | $Y=40.916X-1.3396$ | 0.9999 | 0.012 | 0.035 |
| 对甲苯磺酸乙酯 | $Y=38.240X-3.6999$ | 0.9996 | 0.032 | 0.06 |
| 对甲苯磺酸异丙酯 | $Y=34.808X-0.7917$ | 0.9999 | 0.021 | 0.06 |

### 3.2.1.1.6　溶液稳定性

取室温放置的系统适用性溶液，分别在0、2、4、6、8h进样检测，对甲苯磺酸甲酯、对甲苯磺酸乙酯和对甲苯磺酸异丙酯峰面积的RSD分别为0.51%、0.16%和0.73%，结果表明该溶液至少8h内稳定。

### 3.2.1.1.7　讨论

磺酸酯根据取代基不同可分为烷基磺酸酯和芳基磺酸酯。烷基磺酸酯，如甲磺酸甲酯（MMS）、甲磺酸乙酯（EMS）、甲磺酸异丙酯（IMS）、甲磺酸正丁酯（NBMS）等；芳基磺酸酯，如苯磺酸甲酯（MBS）、苯磺酸乙酯（EBS）、对甲苯磺酸酯（MP-TS）等。烷基磺酸酯类化合物沸点较低，适合用GC法测定。但由于芳基磺酸酯类化合物的沸点一般较高，不适合采用GC法测定，所以通常采用高效液相色谱法进行测定，芳基磺酸酯类化合物具有较强的紫外吸收，一般情况下即可满足遗传毒性杂质检查的灵敏度要求，目前亦有采用LC-MS或LC-MS/MS法对其进行检测。

### 3.2.1.2　LC-MS法测定药品中甲苯磺酸甲酯、对甲苯磺酸乙酯和对甲苯磺酸异丙酯

#### 3.2.1.2.1　仪器与试药

Thermo Ultimate 3000高效液相色谱仪（美国Thermo公司）；XP205DR电子天平（0.01mg，瑞士Mettler Toledo公司）；AE240电子天平（瑞士Mettler Toledo公司）；Milli-Q超纯水仪（美国Millipore公司）。

Agilent 1290 InfinityⅡ-6470三重四极杆液质联用仪（美国Agilent公司），配有Mass Hunter数据处理系统；XP205DR电子天平（0.01mg，瑞士Mettler Toledo公司），Milli-Q

超纯水仪（Millipore公司）；甲醇（色谱纯，Thermo公司），甲酸铵（质谱级，Thermo公司），甲酸（质谱级，Merck公司），对甲苯磺酸甲酯（含量98%，Amethyst公司），对甲苯磺酸乙酯（含量98.0%，TCI公司），对甲苯磺酸异丙酯（含量95%，华威锐科公司），HS-10234原料药由企业提供。

#### 3.2.1.2.2 色谱及质谱条件

A. 色谱条件

采用Agilent pursuit XRs 3 Diphenyl（150mm×3.0mm，2.7μm）色谱柱，以10mmol·L$^{-1}$水溶液为流动相A，甲醇为流动相B，梯度洗脱：0~22.0min，B 50%；22.0~22.1min，B 50%~90%；22.1~26.0min，B 90%；26.0~26.1min，B 90%~50%；26.1~30min，B 50%；体积流量0.4ml·min$^{-1}$，柱温30℃，进样体积20μl。

B. 质谱条件

采用电喷雾离子源（ESI），正离子扫描模式，优化后的参数如下：干燥气温度325℃，干燥气体积流量4L·min$^{-1}$，雾化气压力50psi，鞘气温度350℃，电离电压3500V。采用多反应监测（MRM）模式，其他实验参数见表4-43。

表4-43　3个杂质的MRM条件

| 杂质 | 母离子（m/z） | 子离子（m/z） | 碎裂电压（V） | 碰撞电压（V） |
|---|---|---|---|---|
| 对甲苯磺酸甲酯 | 204 | 91 | 70 | 30 |
| 对甲苯磺酸乙酯 | 218 | 91 | 70 | 40 |
| 对甲苯磺酸异丙酯 | 232 | 173 | 70 | 5 |

#### 3.2.1.2.3 对照品与供试品溶液的配制

A. 对照品混合溶液的配制

取对甲苯磺酸甲酯、对甲苯磺酸乙酯和对甲苯磺酸异丙酯对照品各约48mg，精密称定，置100ml量瓶中，加甲醇适量，超声使溶解后用甲醇稀释至刻度，摇匀，精密量取1ml，置100ml量瓶中，用甲醇稀释至刻度，摇匀，精密量取1ml，置10ml量瓶中，用甲醇-水-甲酸（50：50：1）溶液稀释至刻度，摇匀，作为对照品溶液。

B. 供试品溶液的配制

取本品约50mg，精密称定，置5ml量瓶中，加甲醇-水-甲酸（50：50：1）适量，超声3min使溶解后用甲醇-水-甲酸（50：50：1）稀释至刻度，摇匀，滤过，取续滤液作为供试品溶液。

#### 3.2.1.2.4 专属性实验

取甲醇-水-甲酸（50：50：1）溶液、3.2.1.1.5项下3号线性溶液，按3.2.1.1.2项下色谱条件下分别进样，记录色谱图（图4-20）。在所建立的色谱和质谱条件下，对甲苯磺酸甲酯、对甲苯磺酸乙酯、对甲苯磺酸异丙酯峰的保留时间分别为10.22、13.97、19.32min，3个杂质峰完全分离。空白溶剂对检测无干扰。

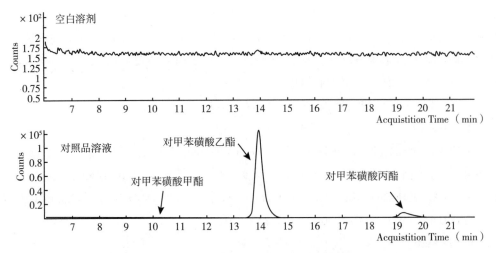

**图4-20 空白溶剂和混合对照品溶液总离子流色谱图**

### 3.2.1.2.5 线性关系考察

精密称取对甲苯磺酸甲酯、对甲苯磺酸乙酯和对甲苯磺酸异丙酯55.95、51.24、45.41mg，分别置100ml量瓶中，加甲醇使溶解并稀释至刻度，作为各自对照品储备液；分别精密量取上述储备液1.0ml，置同一100ml量瓶中，用甲醇–水–甲酸（50：50：1）溶液稀释至刻度，摇匀，精密量取0.3、0.5、1.0、1.5、2.0ml，分别置10ml量瓶中，用甲醇–水–甲酸（50：50：1）稀释至刻度，摇匀，作为2、3、4、5、6号系列线性溶液。精密量取对照品储备液1.0（对甲苯磺酸甲酯）、5.0（对甲苯磺酸乙酯）、0.3ml（对甲苯磺酸异丙酯），分别置100ml量瓶中，用甲醇–水–甲酸（50：50：1）溶液稀释至刻度，摇匀，精密量取1.0ml，置100ml量瓶中，用甲醇–水–甲酸（50：50：1）溶液稀释至刻度，摇匀，精密量取1.0ml，置10ml量瓶中，用甲醇–水–甲酸（50：50：1）溶液稀释至刻度，摇匀，作为各自的1号线性溶液。

分别取各个质量浓度的对照品线性溶液，按3.2.1.1.2项下色谱条件进行检测，记录色谱图，以质量浓度为横坐标（$X$），峰面积为纵坐标（$Y$）进行线性回归，对甲苯磺酸甲酯的线性回归方程为$Y=8.1219X+88.389$，相关系数（$r$）为0.9992，对甲苯磺酸乙酯的线性回归方程为$Y=4894X+30839$，相关系数（$r$）为0.9998，对甲苯磺酸异丙酯的线性回归方程为$Y=458.32X+2849.7$，相关系数（$r$）为0.9998。结果显示各杂质在其线性范围内与其峰响应值呈良好的线性关系。

### 3.2.1.2.6 检测限与定量限

取3.2.1.1.5项下制备的各杂质的1号线性溶液，用甲醇–水–甲酸（50：50：1）溶液逐级稀释，直至各杂质峰的信噪比（S/N）约为10：1时的质量浓度作为定量限（LOQ），S/N约为3：1时的浓度作为检测限（LOD），对甲苯磺酸甲酯、对甲苯磺酸乙酯和对甲苯磺酸异丙酯的检测限分别16、0.5、0.1ng·ml$^{-1}$，定量限分别为48、1.4、0.2ng·ml$^{-1}$。

#### 3.2.1.2.7 进样精密度和重复性

取3.2.1.1.5项下制备的3号对照品溶液，按照3.2.1.1.2项下色谱条件连续进样6次，计算得对甲苯磺酸甲酯、对甲苯磺酸乙酯和对甲苯磺酸异丙酯峰面积的相对标准偏差（RSD）值分别为1.5%、0.5%和3.9%，结果表明进样精密度良好。

#### 3.2.1.2.8 讨论

首先采用软件的自动优化功能对对甲苯磺酸甲酯、对甲苯磺酸乙酯和对甲苯磺酸异丙酯的定量离子对进行确认，对其碰撞电压等质谱条件进行优化，发现在ESI源，三个杂质的响应由大到小依次为对甲苯磺酸异丙酯＞对甲苯磺酸乙酯＞对甲苯磺酸甲酯，以甲醇作为溶剂时，由于溶剂效应的存在，三个杂质峰均展宽，对甲苯磺酸甲酯达不到灵敏度要求，为此色谱条件的初始流动相甲醇–水–甲酸（50∶50∶0.1）作为稀释剂，峰型明显改善，三个杂质的检测限均可达到灵敏度要求。

### 3.2.1.3 GC和GC-MS/MS法在磺酸酯类遗传毒性杂质检测中的应用

陈忆铃等建立了一种液液萃取GC-MS分析方法，用于测定甲磺酸中遗传毒性杂质甲磺酸甲酯、甲磺酸乙酯、甲磺酸异丙酯。采用Agilent HP-1MS毛细管柱（30m×0.32mm，1μm）；进样口温度为220℃；初始柱温为55℃，维持1min，10℃·min⁻¹升温至95℃，维持2min，再以10℃·min⁻¹升温至135℃，维持2min；以氦气为载气，流速为2ml·min⁻¹，直接进样，进样体积为2μl；采用电子轰击离子源（EI），离子源温度为230℃，接口温度为280℃，采用选择离子监测（SIM）模式进行检测。以甲磺酸正丁酯作为内标物质，二氯甲烷萃取的方式制备对照品溶液和供试品溶液。该方法甲磺酸甲酯、甲磺酸乙酯和甲磺酸异丙酯的定量限分别为36.75、35.49和36.14ng·ml⁻¹，检测限分别为7.35、7.10和7.23ng·ml⁻¹；平均回收率分别为104.99%、107.26%和108.85%。

钱冲等建立了气相色谱–质谱/选择离子监测（GC-MS/SIM）法，检测盐酸普拉西酮片中甲磺酸甲酯、甲磺酸乙酯和甲磺酸异丙酯的残留量。采用Agilent DB-624毛细管柱（30m×0.32mm，1.8μm）；进样口温度为250℃；初始柱温为120℃，维持7min，20℃·min⁻¹升温至240℃，维持2min；以氦气为载气，流速为3ml·min⁻¹，直接进样，进样体积为1μl；采用电子轰击离子源（EI），离子源温度为230℃，接口温度为250℃，采用选择离子监测（SIM）模式进行检测，甲磺酸甲酯、甲磺酸乙酯和甲磺酸异丙酯的定量离子分别为$m/z$ 80、$m/z$ 65、$m/z$ 109。以甲醇作为提取溶剂制备供试品溶液。该方法甲磺酸甲酯、甲磺酸乙酯和甲磺酸异丙酯的定量限分别为0.01、0.01和0.01mg·L⁻¹，检测限分别为0.003、0.003和0.003mg·L⁻¹；平均回收率为在88.43%~104.15%范围内。

刘晓强等采用柱前衍生法建立了GC-MS法测定甲磺酸萘莫司他原料药中甲磺酸甲酯和甲磺酸乙酯的方法。采用HP-INNOWAX毛细管柱（30m×0.250mm，0.5μm）；

进样口温度为200℃；初始柱温为35℃，维持3min，30℃·min⁻¹升温至180℃，维持2min；以氦气为载气，恒压模式（100kPa），顶空进样，进样量为1.0ml，分流比1∶12，平衡时间30min，平衡温度为60℃。采用电子轰击离子源（EI），离子源温度为230℃，接口温度为250℃，采用选择离子监测（SIM）模式进行检测。以甲磺酸丁酯作为内标物质，采用内标法进行检测；采用柱前衍生化法，甲磺酸甲酯、甲磺酸乙酯和甲磺酸丁酯与碘离子分别转化为碘代甲烷、碘代乙烷和碘代丁烷，降低沸点以适用于顶空法气相色谱。该方法甲磺酸甲酯、甲磺酸乙酯的定量限分别为2.89、3.02ng·ml⁻¹，检测限分别为0.96、1.01ng·ml⁻¹；平均回收率分别为102%和106%。

张萌萌等建立了衍生化顶空毛细管气相色谱-电子捕获检测器（ECD）法测定盐酸达泊西汀中的甲磺酸甲酯、甲磺酸乙酯和甲磺酸异丙酯方法。采用PW-5毛细管柱（60m×0.32mm，0.25μm）；进样口温度为200℃；初始柱温为80℃，维持6.5min，200℃·min⁻¹升温至200℃，维持3min；以氦气为载气，流速为1ml·min⁻¹，分流比100∶1，采用ECD检测器，检测温度为300℃。以甲磺酸正丙酯作为内标物质，采用内标法进行检测；以碘化钠作为衍生物，采用柱前衍生化法，将磺酸酯转化为碘代烷烃，降低沸点以适用于顶空法气相色谱。该方法甲磺酸甲酯、甲磺酸乙酯和甲磺酸异丙酯的检测限分别为0.30、0.50和0.50ng·ml⁻¹，平均回收率分别为63.5%、100.3%和96.2%，该方法下各杂质峰均存在拖尾，且甲磺酸甲酯的回收率偏低，说明反应过程中有所损失，推测可能是甲磺酸甲酯与碘化钠生成了碘甲烷，供试品与碘甲烷可能发生了Hofmann消除反应，消耗了碘甲烷，导致回收率偏低。

王少敏等建立了衍生化顶空毛细管气相色谱-质谱法（ECD）法测定替比培南酯中的甲磺酸甲酯、甲磺酸乙酯、甲磺酸异丙酯、甲磺酸正丙酯、甲磺酸仲丁酯、甲磺酸异丁酯、甲磺酸正丁酯七种遗传毒性杂质方法。采用TR-wax MS毛细管柱（30m×0.25mm，0.25μm）；进样口温度为200℃；初始柱温为40℃，维持6min，20℃·min⁻¹升温至240℃，维持5min；以氦气为载气，流速为0.8ml·min⁻¹，分流比50∶1；顶空平衡温度为80℃，平衡时间为30min；电子轰击离子源（EI），离子源温度为250℃，传输线温度为250℃，监测模式为选择离子扫描（SIM）。以2-己酮作为衍生基质，碘化钠作为衍生物，采用柱前衍生化法，将磺酸酯转化为碘代烷烃。该方法甲磺酸甲酯、甲磺酸乙酯、甲磺酸异丙酯、甲磺酸正丙酯、甲磺酸仲丁酯、甲磺酸异丁酯、甲磺酸正丁酯的检测限分别为0.53、0.21、1.32、0.65、2.64、1.15、0.85μg·L⁻¹，定量限分别为1.78、0.70、4.39、2.15、8.81、3.84、2.85μg·L⁻¹；平均回收率分别为101.6%、112.3%、115.1%、88.2%、96.4%、99.5%、108.2%。

张萌萌等建立了顶空气相色谱法（HS-GC）用于甲磺酸达比加群酯中甲磺酸乙酯和甲磺酸异丙酯的测定，并对氢火焰离子化检测器（FID）、电子捕获检测器（ECD）和质谱检测器（MS）从灵敏度、空白干扰和样品测定等方面进行了比较。采用TR-wax MS毛细管柱（30m×0.25mm，1μm）；进样口温度为200℃；初始柱温为40℃，维持1min，10℃·min⁻¹升温至130℃，维持7min；以氦气（MS）、氮气（FID和ECD）为载气，流速为0.5ml·min⁻¹（MS）、1.0ml·min⁻¹（FID和ECD），分流比20：1；顶空平衡温度为60℃，平衡时间为30min；质谱采用电子轰击离子源（EI），离子源温度为250℃，传输线温度为280℃，监测模式为选择离子扫描（SIM），FID检测器温度为250℃，ECD检测器温度为300℃。以80%乙腈为衍生基质，碘化钠作为衍生物，采用柱前衍生化法，将磺酸酯转化为碘代烷烃。该条件下不同检测器的灵敏度依次为ECD＞MS＞FID，但ECD检测时，在碘乙烷和正丁烷的出峰位置均出现小峰，推测可能是空气中的乙醇与碘化钠反应所致，均可忽略不计。

### 3.2.1.4　LC和LC-MS法在磺酸烷基酯类遗传毒性杂质检测中的应用

李明显等采用高效液相色谱法（HPLC）测定了卡培他滨原料药中的遗传毒性杂质对甲苯磺酸甲酯、对甲苯磺酸乙酯和对甲苯磺酸异丙酯。采用Phenomenon Luna C18（2）（250mm×4.6mm，5μm）色谱柱；乙腈-0.1%磷酸水溶液（52：48）作为流动相，检测波长为225nm，流速为1ml·min⁻¹，柱温为30℃，进样体积为20μl。以水-乙腈（50：50）作为稀释剂制备对照品溶液和供试品溶液。该方法对甲苯磺酸甲酯、对甲苯磺酸乙酯和对甲苯磺酸异丙酯的定量限均为15ng·ml⁻¹，检测限均为5ng·ml⁻¹；平均回收率分别为89.2%、100.0%和108.3%。

杨宝玲等采用柱前固相萃取-高效液相色谱法（SPE-HPLC）测定了甲苯磺酸拉帕替尼中的对甲苯磺酸甲酯。采用Inertsil ODS-3（250mm×4.6mm，5μm）色谱柱；以10mmol·L⁻¹磷酸二氢钾缓冲液（用磷酸调节至pH2.5）作为流动相A，以甲醇作为流动相B，进行梯度洗脱；检测波长为225nm，流速为1.2ml·min⁻¹，柱温为55℃，进样体积为50μl。以对甲苯磺酸乙酯作为内标物质，用WelchromTM硅胶固相萃取小柱，首先以二氯甲烷：甲酸（90：10）洗脱去除杂质干扰，再以二氯甲烷：甲酸（95：5）洗脱，作为供试品溶液，进样检测。该方法对甲苯磺酸甲酯的定量限为22ng·ml⁻¹，检测限为6.6ng·ml⁻¹；平均回收率为100.1%。

骆美玉等采用LC-MS/MS法测定了盐酸吉西他滨中遗传毒性杂质甲磺酸甲酯和甲磺酸乙酯。采用TSQ Quantum Ultra AM LC-MS/MS联用仪，Waters Xterra RP18（150mm×4.6mm，5μm）色谱柱；以甲醇-水（30：70）为流动相，流速为1.0ml·min⁻¹，分流比为30%，柱温为40℃，进样体积为10μl；采用APCI离子源，负离子监测模式。以65%的乙腈溶液为稀释剂制备对照品溶液和供试品溶液。该方法甲磺酸甲酯、甲磺酸乙酯的定量限均为10μg·L⁻¹，检测限均为4μg·L⁻¹；未进行准确度试验。

勾新磊等采用超高效液相色谱-串联质谱（UPLC-MS/MS）法测定了硫酸氢氯吡格雷中对甲苯磺酸甲酯和对甲苯磺酸乙酯的含量。采用Waters ACQUITY UPLC BEH C18（100mm×3.1mm，1.7μm）色谱柱；以0.1%甲酸水溶液为流动相A，乙腈溶液为流动相B，进行梯度洗脱；流速为0.2ml·min⁻¹；柱温为35℃；进样体积为5μl。采用电喷雾正离子化（ESI+）多反应监测（MRM）模式测定两个杂质，对甲苯磺酸甲酯和对甲苯磺酸乙酯的定量离子对分别为 $m/z$ 186.9→91.0、$m/z$ 201.0→91.0。以乙腈为稀释剂制备对照品溶液和供试品溶液。该方法对甲苯磺酸甲酯和对甲苯磺酸乙酯检测限均为 1.667ng·ml$^{-1}$，定量限均为 5.0ng·ml$^{-1}$；平均回收率分别为 94.1%~100.5%、96.9%~105.3%。

张薇等采用液相色谱-串联质谱（LC-MS/MS）法测定了长春西汀原料药中对甲苯磺酸甲酯和对甲苯磺酸乙酯的含量。采用 Waters Xterra RP-C18（150mm×4.6mm，3.5μm）色谱柱；以 0.1% 甲酸水溶液：甲醇（27∶73）为流动相；流速为 0.7ml·min$^{-1}$；柱温为 35℃；进样体积为 10μl。采用电喷雾正离子化（ESI+）选择反应监测（SRM）模式测定两个杂质，对甲苯磺酸甲酯和对甲苯磺酸乙酯的定量离子对分别为 $m/z$ 186.9→91.0、$m/z$ 201.0→91.0。以对羟基苯甲酸乙酯为内标物质，乙腈为稀释剂制备对照品溶液和供试品溶液。该方法对甲苯磺酸甲酯和对甲苯磺酸乙酯检测限均为 1ng·ml$^{-1}$，定量限为 2.5ng·ml$^{-1}$；平均回收率分别为 102.9% 和 97.3%。

焦洁等采用液相色谱法测定了注射用长春西汀中对甲苯磺酸甲酯和对甲苯磺酸乙酯的含量。采用 Waters ODS2 C18（150mm×4.6mm，5μm）色谱柱；以乙腈-0.1% 磷酸溶液（39∶61）为流动相；流速为 1.0ml·min$^{-1}$；柱温为 35℃；检测波长为 225nm；进样体积为 20μl。以流动相为稀释剂制备对照品溶液和供试品溶液。该方法对甲苯磺酸甲酯和对甲苯磺酸乙酯检测限为 0.015、0.023μg·ml$^{-1}$，定量限分别为 0.037、0.045μg·ml$^{-1}$；平均回收率分别为 98.9% 和 99.5%。

黄伟民等采用液相色谱-串联质谱（LC-MS）法测定了硫酸氢氯吡格雷原料药中左旋樟脑磺酸甲酯和左旋樟脑磺酸异丙酯的含量。采用 Phenomenon C18（150mm×4.6mm，5μm）色谱柱；以 0.1% 甲酸水溶液为流动相 A，乙腈溶液为流动相 B，进行梯度洗脱；流速为 1.0ml·min$^{-1}$；柱温为 30℃；进样体积为 5μl。采用电喷雾正离子化（ESI+）多反应监测（MRM）模式测定两个杂质，左旋樟脑磺酸甲酯的定量离子对分别为 $m/z$ 247.3→151.1、$m/z$ 275.4→233.1。以甲醇为稀释剂制备对照品溶液和供试品溶液。该方法左旋樟脑磺酸甲酯和左旋樟脑磺酸异丙酯检测限均为 1.67ng·ml$^{-1}$，定量限均为 5.0ng·ml$^{-1}$；低、中、高三个浓度点回收率分别为 97.6%、95.9%、99.9% 和 94.2%、93.8%、97.8%。

孙营营等根据甲磺酸甲酯在碱性条件下能水解生成甲磺酸的特性，采用离子色谱法测定了齐多夫定原料药中甲磺酸甲酯的含量。采用 TSKgel SuperIC-AZ 色谱柱；以 6.3mmol·L$^{-1}$ NaHCO$_3$、1.7mmol·L$^{-1}$ NaCO$_3$ 为淋洗液，采用电导检测器，TSKsupperss IC-A 抑制器；流速为 0.50ml·min$^{-1}$；柱温为 40℃；进样体积为 30μl。以水为稀释剂制备对照品溶液和供试品溶液，供试品溶液在 pH 值 10、温度为 80℃ 的条件下水解 15min。该方法检测限均为 0.10mg·L$^{-1}$；低、中、高三个浓度点回收率分别为 92.06%~97.28%、94.43%~96.68%、95.48%~96.90%。

　　舒理建等采用高效液相色谱法测定了苯磺贝他斯汀片中苯磺酸乙酯和苯磺酸异丙酯的含量。采用ACE 3 C8（150mm×4.6mm，5μm）色谱柱；以乙腈-水（1：3）进行梯度洗脱；流速为0.9ml·min⁻¹；柱温为30℃；进样体积为20μl；检测波长为220nm。以乙腈-水（95：5）为稀释剂制备对照品溶液和供试品溶液。该方法苯磺酸乙酯和苯磺酸异丙酯检测限分别为0.000032、0.000064mg·ml⁻¹，定量限分别为0.00032、0.00032mg·ml⁻¹；回收率在93.0%~102.2%浓度范围内。

　　王康林等采用衍生化-高效液相色谱-质谱法测定了甲磺酸伊马替尼原料药中甲磺酸乙酯的含量。采用Agilent XDB-C18（50mm×2.1mm，3.5μm）色谱柱；以0.1%三氟乙酸水溶液为流动相A，乙腈溶液为流动相B，进行梯度洗脱；梯度流速0.4~1.0ml·min⁻¹；柱温为45℃；进样体积为5μl。采用电喷雾正离子化（ESI⁺）选择离子监测（SRM）模式测定。以2-巯基吡啶作为衍生化试剂，60℃衍生化1h，乙腈-水（10：90）为稀释剂制备对照品溶液和供试品溶液。该方法甲磺酸乙酯检测限为1.4ng·ml⁻¹，定量限为4.7ng·ml⁻¹；平均回收率为98.0%。

### 3.2.2　叠氮类杂质分析方法

　　叠氮类化合物通常作为起始物料、反应试剂或中间体存在于药物合成过程中。由于叠氮类化合物类化合物能够抑制细胞色素氧化酶以及多种酶的活性，并导致磷酸化及细胞呼吸的异常，引起血管张力极度降低；损害生物细胞，阻碍生物的新陈代谢；在较低浓度水平时也可能会直接引起DNA损伤，导致DNA的诱变，从而引发癌症，叠氮化物应根据ICH M7指导原则作为致遗传突变杂质进行控制，因此在药物生产过程中，必须严格控制药物和医药中间体中叠氮化物的含量。目前报道的叠氮类化合物的检测以叠氮化钠为主，且各国药典已发布了通用的检测方法。叠氮类化合物常用的检测方法有离子色谱法（IC）、气相色谱法（GC）、气相色谱-质谱联用法（GC-MS）、液相色谱法（HPLC）、液相色谱-质谱联用法（HPLC-MS），IC法已成为检测叠氮化物尤其是叠氮根的主要手段。离子色谱法应用于叠氮化物的检测分为采用碳酸钠洗脱系统的IC法和免化学试剂离子色谱分析法（RFIC），后者灵敏度高，选择性好，已被广泛应用于原料药中叠氮化物的检测。

#### 3.2.2.1　IC法测定厄贝沙坦原料药叠氮化合物

##### 3.2.2.1.1　仪器与试药

　　ICS-3000离子色谱仪（Thermo公司），XP205DR电子天平（0.01mg，瑞士Mettler Toledo公司），XPR603S电子天平（1mg，Mettler Toledo公司）。

　　氢氧化钠（分析纯，国药集团），叠氮化钠（批号BC865590X，Sigma公司），甲醇（色谱纯，Thermo公司），超纯水为实验室自制；厄贝沙坦原料药由企业提供。

##### 3.2.2.1.2　色谱条件

　　采用Dionex IonPAc AS10 RFIC Analytical（4.0mm×150mm）色谱柱，配备Dionex

IonPac NG1 Guard（4.0mm×35mm）预柱；以0.1mol·L⁻¹氢氧化钠溶液作为流动相；流速为1.0ml·min⁻¹，柱温为35℃，采用电导检测器，进样量为200μl。

### 3.2.2.1.3 对照品与供试品溶液的配制

A. 对照品的配制

取叠氮化钠约25mg，精密称定，置100ml量瓶中，加流动相使溶解并稀释至刻度，摇匀，作为对照品储备液；精密量取2.5ml，置200ml量瓶中，用流动相稀释至刻度，摇匀，精密量取5ml，置50ml量瓶中，用流动相稀释至刻度，摇匀，作为对照品溶液。

B. 供试品溶液的配制

取厄贝沙坦原料约100mg，精密称定，置5ml量瓶中，加流动相使溶解并稀释至刻度，摇匀，作为供试品溶液。

### 3.2.2.1.4 专属性实验

取空白溶剂（流动相）和对照品溶液分别进样检测，记录色谱图，色谱图见图4-21，空白溶剂对叠氮化物检测无干扰。

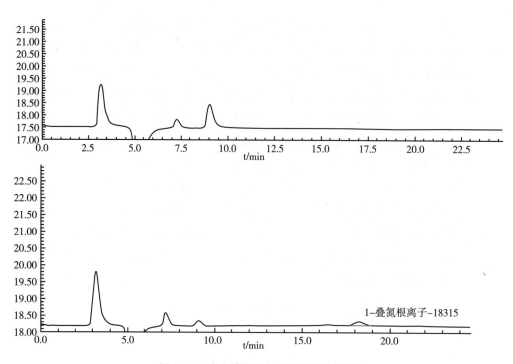

**图4-21 空白溶剂和对照品溶液色谱图**

### 3.2.2.1.5 线性关系考察

精密量取3.2.2.1.3项下对照品储备液2.5ml，置200ml量瓶中，用流动相稀释至刻度，摇匀，精密量取5、8、6、8、5ml，分别置100、100、50、50、25ml量瓶中，用流动相稀释至刻度，摇匀，作为系列线性溶液。精密量取上述线性溶液，进样检测，记录色谱图。以各杂质峰面积 $Y$ 为纵坐标，以进样浓度 $X$（ng·ml$^{-1}$）为横坐标进行线性回归，得叠氮化物的线性回归方程为 $Y=0.0694X-0.0097$（$r=0.9991$），结果表明叠氮化物在拟定的浓度范围内，峰面积与进样浓度呈现良好的线性关系。

#### 3.2.2.1.6 检测限与定量限

精密量取3.2.2.1.5项下最低浓度点的线性溶液，用流动相为稀释剂逐步稀释，分别在信噪比为10 : 1和3 : 1时作为定量限和检测限，测叠氮化物的定量限为 $0.25\,\mu g\cdot ml^{-1}$，检测限分别为 $0.16\,\mu g\cdot ml^{-1}$。

#### 3.2.2.1.7 精密度试验

取对照品溶液，重复进样6次，得叠氮化物峰面积的RSD为1.4%，结果表明仪器精密度良好。

#### 3.2.2.1.8 稳定性试验

取室温放置的对照品溶液，分别在0、7、12、15.5h进样检测，得叠氮化物峰面积的RSD为2.04%，结果表明对照品溶液在15.5h内稳定。

#### 3.2.2.1.9 讨论

由于氢氧化钠浓度较高，导致抑制电流增大，背景噪变高，这样容易损坏抑制器，并且由于基线噪音增大，也降低了灵敏度；同时高浓度的氢氧化钠淋洗液容易吸收空气中的二氧化碳，导致淋洗液浓度发生变化，使得保留时间的重复性变差。采用现在淋洗液发生器，可有效降低背景电导得到更低的基线噪音，同时采用高容量强酸性的AS10阳离子色谱柱，可得到满意的灵敏度。

### 3.2.2.2 UPLC-MS/MS法测定氯沙坦钾原料药和片剂中潜在遗传毒性杂质 LADX（图4-22）

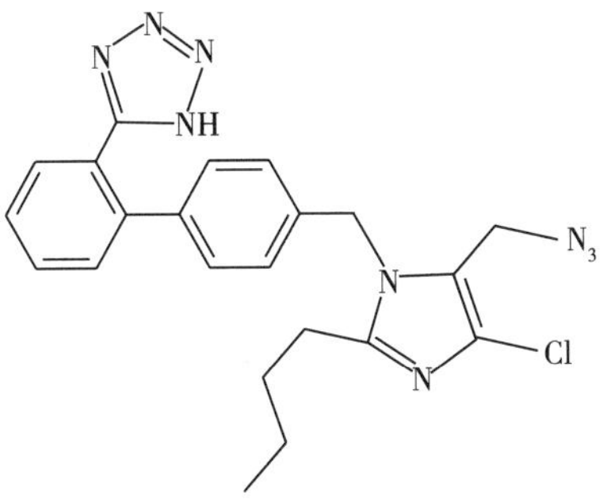

图4-22 LADX化学结构

#### 3.2.2.2.1 仪器与试药

Agilent 1290 Infinity Ⅱ -5470 LC/TQ液质联用仪（美国Agilent公司），XP205DR电子天平（0.01mg，瑞士Mettler Toledo公司）。

甲醇（Merck公司，LC-MS级），水（Thermo公司，LC-MS级），甲酸（SIGMA-ALDRICH公司，LC-MS级）；LADX对照品（批号IRS210901，纯度98.2%）；氯沙坦钾原料药和片剂由企业提供。

### 3.2.2.2.2　色谱及质谱条件

**A．色谱条件**

采用Agilent poroshell 120 EC-C18（3.0mm×150mm，2.7μm）色谱柱；以0.1%甲酸的水溶液为流动相A，以0.1%甲酸的甲醇溶液为流动相B，梯度洗脱：0.0~4.0min，B 60%~70%；4.0~5.0min，B 70%~95%；5.0~6.0min，B 95%；6.0~6.1min，B 95%~60%；6.1~10.0min，B 60%；流速为0.5ml·min$^{-1}$，柱温为30℃，进样盘温度为20℃，进样量为5μl。

**B．质谱条件**

采用电喷雾离子源（ESI），正离子模式，干燥气温度为300℃，鞘气温度为325℃，干燥气流量为6L·min$^{-1}$，鞘气流量为10L·min$^{-1}$，喷雾器压力为45psi，电离电压为3500V；采用多反应检测模式（MRM），以$m/z$ 276.0→192.0作为定量离子对，$m/z$ 276.0→248.0作为定性离子对，碎裂电压为95V，碰撞能量为10、8V，碰撞池加速电压为5V。

### 3.2.2.2.3　对照品与供试品溶液的配制

**A．对照品的配制**

取LADX对照品约10mg，精密称定，置100ml量瓶中，加甲醇使溶解并稀释至刻度，摇匀，精密量取0.1ml，置100ml量瓶中，用甲醇稀释至刻度，摇匀，作为100ng·ml$^{-1}$的线性溶液，精密量取1、5、10、10ml，分别置100、100、100、20ml量瓶中，用甲醇稀释至刻度，摇匀，分别作为1、5、10、50ng·ml$^{-1}$的线性溶液，精密量取1ng·ml$^{-1}$的线性溶液10ml，置100ml量瓶中，用甲醇稀释至刻度，摇匀，作为0.1ng·ml$^{-1}$的线性溶液。

**B．供试品溶液的配制**

氯沙坦钾原料药供试品溶液　取原料药约50mg，精密称定，置50ml量瓶中，加甲醇使溶解并稀释至刻度，摇匀，作为供试品溶液。

氯沙坦钾片供试品溶液　取本品20片，精密称定，研细，混匀，精密称取约相当于氯沙坦钾50mg的细粉，置50ml量瓶中，加甲醇约20ml，超声5min，放至室温，用甲醇稀释至刻度，摇匀，上清液滤过，取续滤液作为供试品溶液。

### 3.2.2.2.4　专属性实验

取甲醇作为空白溶剂；另取片剂空白辅料约50mg，精密称定，置50ml，加甲醇约20ml，超声5min，放至室温，用甲醇稀释至刻度，摇匀，上清液滤过，取续滤液作为辅料溶液。取甲醇和辅料溶液进样检测，色谱图见图4-23，空白溶剂和辅料对LADX检测无干扰。

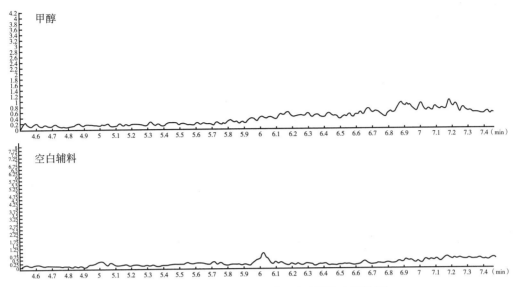

**图4–23　空白溶剂和空白辅料溶液提取离子流图**

### 3.2.2.2.5　线性关系考察

取LADX对照品约10.635mg，精密称定，置100ml量瓶中，加甲醇使溶解并稀释至刻度，摇匀，精密量取0.1ml，置100ml量瓶中，用甲醇稀释至刻度，摇匀，作为100ng·ml$^{-1}$的线性溶液，精密量取1、5、10、10ml，分别置100、100、100、20ml量瓶中，用甲醇稀释至刻度，摇匀，分别作为1、5、10、50ng·ml$^{-1}$的线性溶液，精密量取1ng·ml$^{-1}$的线性溶液10ml，置100ml量瓶中，用甲醇稀释至刻度，摇匀，作为0.1ng·ml$^{-1}$的线性溶液。精密量取上述线性溶液，进样检测，记录色谱图。以各杂质峰面积$Y$为纵坐标，以进样浓度$X$（ng·ml$^{-1}$）为横坐标进行线性回归，得LADX的线性回归方程为$Y=5237.1X+591.04$（$r=0.9992$），结果表明LADX在拟定的浓度范围内，峰面积与进样浓度呈现良好的线性关系。

### 3.2.2.2.6　检测限与定量限

精密量取3.2.2.1.5项下0.1ng·ml$^{-1}$的线性溶液，用甲醇为稀释剂逐步稀释，分别在信噪比为10∶1和3∶1时作为定量限和检测限，测得LADX的定量限为0.038ng·ml$^{-1}$，检测限为0.011ng·ml$^{-1}$。

### 3.2.2.2.7　重复性试验

回收率试验中，原料药和片剂的高浓度回收率溶液各平行制备6份，进样检测，原料药高浓度回收率溶液平行6份检测LADX浓度的RSD为1.20%，片剂高浓度回收率溶液平行6份检测LADX浓度的RSD为1.31%，结果表明仪器进样精密度良好。

### 3.2.2.2.8　提取效率试验

取片剂细粉约170mg（约相当于氯沙坦钾50mg），精密称定，置50ml量瓶中，加甲醇适量，平行3份，分别超声5、10、20min，用甲醇稀释至刻度，摇匀，滤过，取去续滤液考察超声时间对提取效果的影响。

超声5、10、20min供试品溶液检测LADX浓度分别为0.276、0.278、0.279ng·ml$^{-1}$，结果表明超声5min已可提取完全。

### 3.2.2.2.9　加样回收率试验

取原料药约50mg，置50ml量瓶中，加甲醇适量使溶解后，精密加100ng·ml$^{-1}$（高浓度）、50ng·ml$^{-1}$（中浓度）和1ng·ml$^{-1}$（低浓度）的线性溶液5.0ml，用甲醇稀释至刻度，摇匀，作为回收率溶液，每个浓度点制备3份。

取片剂10片，精密称定，研细，取细粉约170mg（约相当于氯沙坦钾50mg），精密称定，置50ml量瓶中，加甲醇适量，超声5min后，精密加100ng·ml$^{-1}$（高浓度）、50ng·ml$^{-1}$（中浓度）和1ng·ml$^{-1}$（低浓度）的线性溶液5.0ml，用甲醇稀释至刻度，摇匀，作为回收率溶液，每个浓度点制备3份。分别进样检测，记录色谱图，按标准曲线法以峰面积计算LADX的实测浓度，并分别计算LADX的回收率，结果见表4-44。

**表4-44　原料药和片剂加样回收率结果**

| 加入浓度 | 0.1ng·ml$^{-1}$ | 5ng·ml$^{-1}$ | 10ng·ml$^{-1}$ |
|---|---|---|---|
| 原料药 | | | |
| 平均回收率 | 100.68% | 95.53% | 89.51% |
| RSD（$n$=3） | 4.62% | 1.07% | 0.47% |
| 片剂 | | | |
| 平均回收率 | 94.79% | 96.79% | 90.00 |
| RSD（$n$=3） | 5.28% | 0.82% | 0.50% |

### 3.2.2.2.10　讨论

在选择离子源时，分别对杂质在ESI和APCI源的响应分别作了考察，LADX在ESI源上优化后具有较强响应，比较了不同溶剂对响应的影响，水-乙腈和水-甲醇系统下LADX相应强度变化不明显，由于LADX在甲醇中易溶，故选择了水-甲醇系统。根据氯沙坦钾和待测物LADX的特性，选择以Agilent poroshell 120 EC-C18（3.0mm×150mm，2.7μm），色谱柱对色谱条件进行优化，最终色谱条件下氯沙坦钾和LADX峰分离完全，可完全将氯沙坦钾切入废液，以防止主成分对仪器的污染。

### 3.2.2.3　UPLC-HRMS法测定厄贝沙坦中潜在遗传毒性杂质（图4-24）

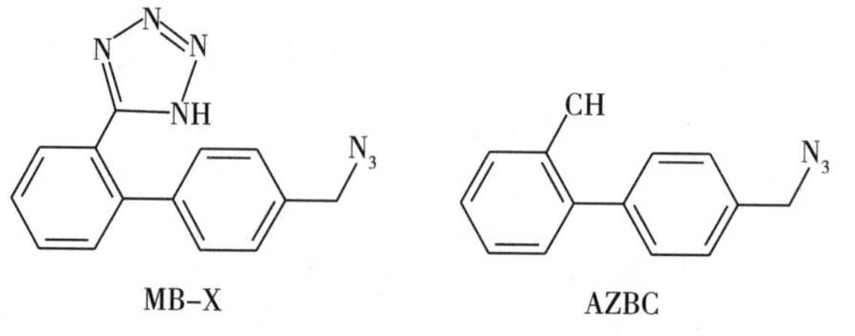

MB-X　　　　　　　　AZBC

**图4-24　两种叠氮类化合物化学结构**

3.2.2.3.1  仪器与试药

Dionex Ultimate 3000超高效液相色谱仪（配有真空脱气机、双三元泵、自动进样器、柱温箱，美国Thermo公司）、Orbitrap Exploris120四级杆–静电场轨道肼高分辨质谱仪（配备Xcalibur定量分析软件，美国Thermo公司），XP205DR电子天平（0.01mg，瑞士Mettler Toledo公司），XPE26电子天平（0.001mg，瑞士Mettler Toledo公司），E300K高速离心机（德国Hermle公司）。

甲醇（Merck公司，LC-MS级），水（Thermo公司，LC-MS级），甲酸（SIGMA-ALDRICH公司，LC-MS级）；MB-X对照品（浙江天宇药业股份有限公司提供，纯度100%，批号IRS200801）、AZBC对照品（浙江天宇药业股份有限公司提供，纯度97.4%，批号2020-5365）；厄贝沙坦原料药（厂家1，批号10410-200560、10410-191238-03、10410-191240-03、10410-200838-01），厄贝沙坦片（厂家2，规格75mg、批号1348E20203；厂家3，规格75mg、批号200312；厂家4，规格150mg、批号20045911），厄贝沙坦氢氯噻嗪片（厂家2，规格厄贝沙坦150mg/氢氯噻嗪15mg、批号1349J18034；厂家5，规格厄贝沙坦150mg/氢氯噻嗪15mg、批号190903；厂家6，规格厄贝沙坦150mg/氢氯噻嗪15mg、批号200415）。

3.2.2.3.2  色谱及质谱条件

A. 色谱条件

采用Waters UPLC® HSS T3（3.0mm×150mm，1.8μm）色谱柱；以0.1%甲酸的水溶液–0.1%甲酸的甲醇溶液（35：65）为流动相，流速为0.40ml·min⁻¹，柱温为50℃，进样盘温度为10℃，进样量为10μl。

B. 质谱条件

采用四级杆–静电场轨道肼高分辨质谱仪，配备加热电喷雾离子源（Heated electrospray ionization，HESI）测定2个遗传毒性杂质，优化后质谱参数如下：毛细管温度为250℃，辅助气温度为400℃，鞘气流量为50Arb，辅助气流量为15Arb，分辨率为60000；MB-X为负离子模式检测，扫描方式为子离子扫描（PIS），检测离子为276.1003，碰撞能量为10%；AZBC为正离子模式，扫描方式为选择离子监测（SRM），检测离子为 *m/z* 207.0913→179.0726，碰撞能量为60%。

3.2.2.3.3  对照品与供试品溶液的配制

A. 对照品的配制

取MB-X和AZBC对照品各约5mg，精密称定，分别置50ml量瓶中，加甲醇溶解并稀释至刻度，摇匀，制成每1ml中各约含0.1mg的杂质对照品储备液。精密量取MB-X和AZBC对照品储备液各1ml，置同一100ml量瓶中，用甲醇–水（50：50）稀释至刻度，摇匀，制成每1ml中含MB-X和AZBC均约为1μg的混合对照品储备液。精密量取混合对照品储备液适量，以甲醇–水（50：50）为稀释剂，定量稀释制备每1ml中含MB-X和AZBC均约为1、2、5、10、25、50、100ng的混合对照品溶液。

B. 供试品溶液的配制

取厄贝沙坦原料药约50mg，精密称定，置10ml量瓶中，加甲醇5ml，超声并振摇20min，放至室温后，用水稀释至刻度，摇匀，滤过，取续滤液作为供试品溶液。

取本品（厄贝沙坦片/厄贝沙坦氢氯噻嗪片）10片，精密称定，研细，精密称取细粉适量（约相当于厄贝沙坦50mg），置10ml量瓶中，加甲醇5ml，超声并振摇20min，放至室温后，用水稀释至刻度，摇匀，滤过，取续滤液作为供试品溶液。

### 3.2.2.3.4 专属性实验

在所建立的色谱–质谱条件下，MB-X和AZBC 2个杂质的保留时间分别为4.21min和8.25min，2个待测物完全分离，峰型良好，典型色谱图见图4-25，空白溶剂和主成分对测定无干扰。

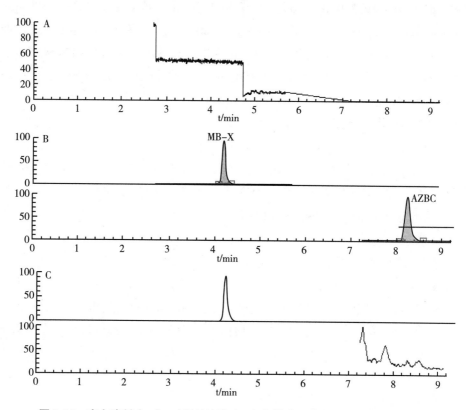

**图4-25 空白溶剂（A）、对照品溶液（B）和供试品溶液（C）提取离子流图**

### 3.2.2.3.5 线性关系考察

精密量取3.2.2.2.5项下混合对照品溶液，进样检测，记录色谱图。以各杂质峰面积$Y$为纵坐标，以进样浓度$X$（ng·ml$^{-1}$）为横坐标进行线性回归，得MB-X的线性回归方程为$Y=77204X+5911.9$（$r=0.9999$），AZBC的线性回归方程为$Y=16021.7X+1786.4$（$r=0.9995$），表明MB-X和AZBC在拟定的浓度范围内，峰面积与进样浓度呈现良好的线性关系。

3.2.2.3.6 检测限与定量限

取3.2.2.1.3项下A. 1ng·ml$^{-1}$的混合对照品溶液，用甲醇-水（50：50）为稀释剂逐步稀释，分别在信噪比为10和3时作为定量限和检测限，测得MB-X和AZBC的定量限分别为0.0073、0.36ng·ml$^{-1}$，检测限分别为0.0022、0.11ng·ml$^{-1}$。

3.2.2.3.7 进样精密度与重复性试验

取3.2.2.1.3项下A. 10ng·ml$^{-1}$的混合对照品溶液，连续进样6次，计算MB-X和AZBC峰面积的RSD（$n$=6）分别为1.3%和2.3%，表明仪器进样精密度良好。

取厄贝沙坦原料药（批号10410-191238-03），按3.2.2.1.3项下B.方法制备供试品溶液，平行制备6份，分别进样检测，计算MB-X峰面积的RSD（$n$=6）为3.4%，6份供试品溶液中AZBC均未检出。

精密量取AZBC杂质对照品储备液适量，以甲醇为稀释剂，定量稀释制备每1ml中含AZBC约为20ng的对照品溶液。取厄贝沙坦原料药（批号10410-191238-03）约50mg，精密称定，置10ml量瓶中，精密加入20ng·ml$^{-1}$的AZBC对照品溶液5ml，超声并振摇20min，放至室温后，用水稀释至刻度，摇匀，滤过，取续滤液作为重复性试验溶液，平行制备6份，分别进样检测，计算MB-X和AZBC峰面积的RSD（$n$=6）分别为2.6%和3.5%，结果表明方法重复性良好。

3.2.2.3.8 加样回收率试验

原料药回收率试验 精密量取3.2.2.1.3项下A.混合对照品储备液适量，以甲醇为稀释剂，制成每1ml中含MB-X和AZBC均约为4、20、100ng的溶液，作为回收储备液。取厄贝沙坦（批号10410-191238-03，MB-X含量为2.24μg·g$^{-1}$，AZBC未检出）约50mg，精密称定，置10ml量瓶中，分别精密加入4、20、100ng·ml$^{-1}$的回收储备液5ml，超声并振摇20min，放至室温后，用水稀释至刻度，摇匀，滤过，取续滤液作为供试品溶液，每个浓度的样品平行制备3份。分别进样检测，记录色谱图，按外标法以峰面积计算MB-X和AZBC的实测浓度，并分别计算MB-X和AZBC的回收率，结果见表4-45。

表4-45 原料药加样回收率

| 杂质 | 本底（ng） | 加入量（ng） | 检测量（ng） | 回收率（%） | 平均回收率（%） | RSD（%） |
|---|---|---|---|---|---|---|
| MB-X | 111.60 | 23.35 | 131.82 | 97.20 | 99.16 | 4.98 |
| | 114.59 | | 130.77 | 93.74 | | |
| | 112.92 | | 142.47 | 105.49 | | |
| | 116.97 | 116.75 | 225.46 | 92.93 | | |
| | 120.33 | | 237.96 | 97.76 | | |
| | 110.25 | | 222.16 | 95.61 | | |
| | 114.06 | 583.75 | 704.28 | 106.55 | | |
| | 116.01 | | 700.31 | 100.47 | | |
| | 116.54 | | 703.42 | 102.69 | | |

| 杂质 | 本底（ng） | 加入量（ng） | 检测量（ng） | 回收率（%） | 平均回收率（%） | RSD（%） |
|---|---|---|---|---|---|---|
| AZBC | 0 | 21.82 | 23.21 | 106.37 | 100.54 | 4.55 |
| | | | 23.17 | 106.19 | | |
| | | | 20.85 | 95.55 | | |
| | | 109.10 | 102.82 | 94.24 | | |
| | | | 104.03 | 95.35 | | |
| | | | 111.76 | 102.44 | | |
| | | 545.50 | 559.63 | 102.59 | | |
| | | | 546.27 | 100.14 | | |
| | | | 556.09 | 101.94 | | |

片剂回收率试验　取厄贝沙坦氢氯噻氢片（批号190903，MB-X含量为2.00μg·g$^{-1}$，AZBC未检出）细粉适量（约相当于厄贝沙坦50mg），置10ml量瓶中，分别精密加入"原料药回收率试验"项下4、20、100ng·ml$^{-1}$的回收储备液5ml，超声并振摇20min，放至室温后，用水稀释至刻度，摇匀，滤过，取续滤液作为供试品溶液，每个浓度的样品平行制备3份。分别进样检测，记录色谱图，按外标法以峰面积计算MB-X和AZBC的实测浓度，并分别计算MB-X和AZBC的回收率，结果见表4-46。

表4-46　片剂加样回收率

| 杂质 | 本底（ng） | 加入量（ng） | 检测量（ng） | 回收率（%） | 平均回收率（%） | RSD（%） |
|---|---|---|---|---|---|---|
| MB-X | 106.67 | 23.35 | 124.34 | 94.68 | 97.44 | 4.57 |
| | 103.41 | | 120.26 | 93.71 | | |
| | 102.66 | | 130.44 | 104.32 | | |
| | 101.28 | 116.75 | 211.15 | 93.21 | | |
| | 106.52 | | 221.84 | 98.66 | | |
| | 97.47 | | 208.46 | 94.09 | | |
| | 102.25 | 583.75 | 690.01 | 103.92 | | |
| | 103.06 | | 680.91 | 94.28 | | |
| | 105.07 | | 688.94 | 100.11 | | |
| AZBC | 0 | 21.82 | 20.74 | 95.05 | 96.79 | 3.55 |
| | | | 21.18 | 97.07 | | |
| | | | 19.91 | 91.25 | | |
| | | 109.10 | 108.66 | 99.60 | | |
| | | | 101.16 | 92.72 | | |
| | | | 103.93 | 95.26 | | |
| | | 545.50 | 543.67 | 99.66 | | |
| | | | 551.48 | 101.10 | | |
| | | | 542.37 | 99.43 | | |

#### 3.2.2.3.9 讨论

由于厄贝沙坦供试品溶液浓度较高，厄贝沙坦峰与两个杂质峰需要达到非常大的分离度，才能将厄贝沙坦峰切入废液不至于干扰杂质的检测，所以首先对不同类型的色谱柱进行了考察，分别对 Agilent Poroshell 120 SB-Aq（3.0mm×150mm，2.1μm）、Agilent Poroshell 120 EC-C18（3.0mm×100mm，2.7μm）、Agilent Poroshell PFP（2.1mm×100mm，2.7μm）、Shom-pack Velox Biphenyl（4.6mm×150mm，2.7μm）色谱柱进行了考察，厄贝沙坦峰与MB-X或AZBC峰无法完全分离，最终选用Waters UPLC® HSS T3（3.0mm×150mm，1.8μm）色谱柱，MB-X和AZBC峰型良好，且可与厄贝沙坦峰完全分离，在此基础上对色谱条件进行优化；不同流动相系统对色谱保留和杂质的质谱响应影响非常大，对流动相系统进行了考察，当采用乙腈为流动相时体系，MB-X峰与厄贝沙坦峰出峰较快，分离度明显降低，并且AZBC峰响应降低明显，选用甲醇流动相体系时，可满足分析的分离度和灵敏度要求。

杂质MB-X分子量为$C_{14}H_{11}N_7$，其对照品溶液在HESI⁻离子源电离后得到明显的准分子离子峰，可直接采用SIM模式或PIS模式进行检测；杂质AZBC分子量为$C_{14}H_{10}N_4$，其对照品溶液采用HESI和APCI离子源均未见准分子离子峰，但在HESI⁺离子源电离后得到失去HCN碎片的子离子，该子离子强度较大且稳定，测得精确质荷比（m/z）为207.0713，以该子离子作为目标母离子，进行二级扫描，获得其强度较大的碎片离子质荷比（m/z）为179.0726，最终确定AZBC杂质以质荷比（m/z）207.0713→179.0726作为定量离子对。随后对碰撞电压、鞘气流量和辅助气流量等参数进行了优化，得到最优质谱条件。

**3.2.2.4 UPLC-MS/MS法测定厄贝沙坦和氯沙坦钾原料药中3种叠氮类遗传毒性杂质（图4-26）**

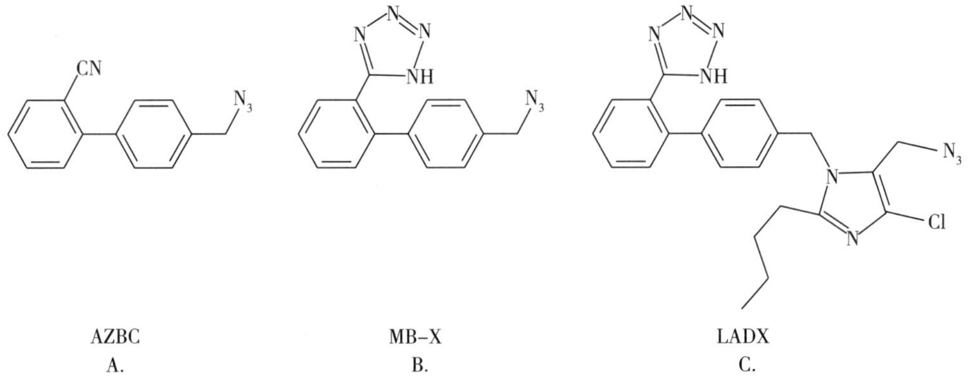

AZBC A. 　 MB-X B. 　 LADX C.

**图4-26 3种遗传毒性杂质结构化学结构**

#### 3.2.2.4.1 仪器与试药

ACQUITY CLASS PLUS超高效液相色谱仪、Xevo TQ-XS三重四级杆质谱检测器

（美国Waters公司），XP205DR电子天平（0.01mg，瑞士Mettler Toledo公司），XPE26电子天平（0.001mg，瑞士Mettler Toledo公司）。

甲醇（Merck公司，LC-MS级），水（Thermo公司，LC-MS级），甲酸（SIGMA-ALDRICH公司，LC-MS级）；MB-X对照品（纯度100%，批号IRS200801）、AZBC对照品（纯度97.4%，批号2020-5365）、LADX对照品（纯度100%，批号IRS210701）均由浙江天宇药业股份有限公司提供；厄贝沙坦原料药（厂家1，批号1018-1807003V；厂家2，批号0101020180303；厂家3，批号80318100502）；氯沙坦钾原料药（厂家4，批号C5398-18-027、C5398-18-028、C5398-18-029、C5398-18-030；厂家5，批号10100-181003、10100-181014、10100-190302、10100-181021、10100-190303、10100-190304）。

3.2.2.4.2　色谱及质谱条件

A．色谱条件

色谱柱为ACQUITY UPLC HSS T3（1.8μm，2.1mm×100mm）；以0.1%甲酸的水溶液作为流动相A，以0.1%甲酸的甲醇溶液作为流动相B，梯度洗脱：0.0~9.0min，B 50%~90%，9.0~12.0min，B 90%，12.0~12.1min，B 90%~50%，12.1~16.0min，B 50%；流速为0.35ml·min$^{-1}$，柱温为50℃，进样盘温度为20℃，进样量为10μl。

B．质谱条件

采用大气压化学离子源（APCI），正/负离子检测模式，锥孔气体积流量为150L·h$^{-1}$，脱溶剂气体积流量为1000L·h$^{-1}$，离子源温度为150℃，脱溶剂气温度为400℃，毛细管电压为3.5kV（APCI$^+$）、3.0kV（APCI$^-$），采集方式为多反应监测（MRM）模式，具体参数见表4-47。

表4-47　UPLC-MS/MS的MRM参数

| 化合物 | 扫描模式 | 采集时间（min） | 母离子（m/z） | 子离子（m/z） | 锥孔电压（V） | 碰撞能量（eV） |
|---|---|---|---|---|---|---|
| MB-X | APCI$^-$ | 2.20~4.00 | 276.0 | 192.1* | 25 | 10 |
| | | | | 165.1 | | 15 |
| AZBC | APCI$^+$ | 4.00~5.20 | 207.1 | 151.1* | 20 | 30 |
| | | | | 179.1 | | 15 |
| LADX | APCI$^+$ | 4.80~6.00 | 448.10 | 207.10* | 40 | 20 |
| | | | | 405.10 | | 10 |

*定量离子

3.2.2.4.3　对照品与供试品溶液的配制

A．对照品的配制

精密称取MB-X对照品2.21mg、AZBC对照品2.32mg和LADX对照品2.32mg，分别置20ml量瓶中，加水-甲醇（1:1）溶解并稀释至刻度，摇匀，作为各杂质对照品储备液。

B．供试品溶液的配制

厄贝沙坦原料药　取厄贝沙坦原料药约20mg，精密称定，置20ml量瓶中，加甲醇约10ml，待超声使溶解后，用水稀释至刻度，摇匀，作为厄贝沙坦供试品溶液。

氯沙坦钾原料药　取氯沙坦钾原料药约20mg，精密称定，置20ml量瓶中，加水－甲醇（1∶1）溶解并稀释至刻度，摇匀，精密量取5ml，置50ml量瓶中，用水－甲醇（1∶1）稀释至刻度，摇匀，作为氯沙坦钾供试品溶液。

### 3.2.2.4.4　专属性实验

取水－甲醇（1∶1）溶液，3.2.2.2.5项下5ng·ml$^{-1}$线性溶液分别进样检测，记录色谱图（5ng·ml$^{-1}$的线性溶液的提取离子流色谱图见图4-27），MB-X、AZBC、LADX的保留时间分别为3.10、4.85、5.30min，三个杂质峰之间完全分离，峰型良好，空白溶剂对各杂质的检测无影响。

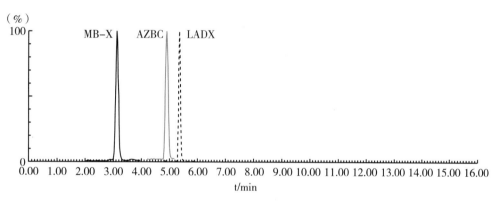

**图4-27　对照品溶液提取离子流色谱图（5ng·ml$^{-1}$）**

### 3.2.2.4.5　线性关系考察

精密量取各杂质的对照品储备液100μl，置同一100ml量瓶中，用水－甲醇（1∶1）溶液稀释至刻度，摇匀，作为混合对照品储备液。精密量取0.5、1、1、2、5、10、10、10ml，分别置200、200、100、100、100、100、50、20ml量瓶中，用水－甲醇（1∶1）溶液稀释至刻度，摇匀，与混合对照品储备液一同作为浓度均约为0.25、0.5、1、2、5、10、20、50、100ng·ml$^{-1}$的系列线性溶液。分别取10μl进样检测，记录色谱图，以各杂质对照品浓度（$X$，ng·ml$^{-1}$）为横坐标，以各杂质对照品的峰面积（$Y$）进行线性回归，所得线性方程见表4-48，各杂质在其测定范围内与其峰面积呈良好的线性关系。

**表4-48　各杂质线性范围试验结果**

| 化合物 | 线性范围（ng·ml$^{-1}$） | 线性方程 | 相关系数（$r$） |
|---|---|---|---|
| MB-X | 0.28~110.20 | $Y=34.02X-7.24$ | 0.9977 |
| AZBC | 0.28~112.98 | $Y=1711.56X+132.14$ | 0.9999 |
| LADX | 0.29~116.00 | $Y=98.07X+14.34$ | 0.9994 |

3.2.2.4.6　检测限与定量限

精密量取3.2.2.2.5项下0.5ng·ml$^{-1}$的线性溶液，以水-甲醇（1∶1）逐步稀释，分别在信噪比（S/N）为3∶1、10∶1时作为检测限和定量限。测得MB-X、AZBC和LADX的检测限分别为0.05、0.03和0.02ng·ml$^{-1}$，定量限分别为0.15、0.11和0.08ng·ml$^{-1}$。

3.2.2.4.7　进样精密度试验

取3.2.2.2.5项下1ng·ml$^{-1}$的线性溶液，进样检测，连续进样6次，计算得杂质MB-X、AZBC和LADX峰面积的RSD分别为4.11%、2.62%和4.18%，均不超过5.0%，说明仪器精密度良好。

3.2.2.4.8　加样回收率试验

厄贝沙坦原料药回收率试验　精密量取各杂质对照品储备液100μl，置同一100ml量瓶中，加甲醇溶解并稀释至刻度，摇匀，精密量取2、10、10ml，分别置100ml量瓶中，用甲醇稀释至刻度，摇匀，分别作为浓度约为2、10、20ng·ml$^{-1}$的回收储备液。取厄贝沙坦原料药（批号1018-1807003V，MB-X含量为1.1μg·g$^{-1}$，AZBC和LADX均未检出）约20mg，置20ml量瓶中，分别精密加入以上储备液10ml，超声溶解后，用水稀释至刻度，摇匀，作为供试品溶液，每个浓度的样品平行制备3份，分别进样检测，记录色谱图，按外标法以峰面积计算各杂质的实测浓度，并分别计算回收率，结果见表4-48。

氯沙坦钾原料药回收率试验　精密量取各杂质对照品储备液1ml，置同一100ml量瓶中，加水-甲醇（1∶1）溶解并稀释至刻度，摇匀，精密量取1、10、20ml，分别置100ml量瓶中，用水-甲醇（1∶1）稀释至刻度，摇匀，分别作为浓度约为10、100、200ng·ml$^{-1}$的回收储备液。取氯沙坦及原料药（批号10100-181021，LADX含量为772.4μg·g$^{-1}$，MB-X和AZBC未检出）约20mg，置20ml量瓶中，分别用以上储备液溶解并稀释至刻度，摇匀，精密量取5ml，置50ml量瓶中，用水-甲醇（1∶1）稀释至刻度，摇匀，作为供试品溶液，每个浓度的样品平行制备3份，分别进样检测，记录色谱图，按外标法以峰面积计算各杂质的实测浓度，并分别计算回收率，结果见表4-49。

表4-49　三种杂质加样回收率（%）（±s，n=3）

| 化合物 | 1ng·ml$^{-1}$ | 10ng·ml$^{-1}$ | 20ng·ml$^{-1}$ |
|---|---|---|---|
| 厄贝沙坦原料药 | | | |
| MB-X | 98.6 ± 2.77 | 94.5 ± 1.59 | 103.8 ± 3.17 |
| AZBC | 100.1 ± 2.20 | 98.4 ± 2.08 | 96.4 ± 1.55 |
| LADX | 103.1 ± 3.88 | 97.5 ± 3.69 | 103.5 ± 2.11 |

| 化合物 | 1ng · ml⁻¹ | 10ng · ml⁻¹ | 20ng · ml⁻¹ |
|---|---|---|---|
| 氯沙坦钾原料药 | | | |
| MB-X | 93.8 ± 3.04 | 96.1 ± 4.25 | 98.7 ± 3.95 |
| AZBC | 97.3 ± 2.23 | 100.9 ± 2.08 | 94.7 ± 2.63 |
| LADX | 94.8 ± 2.09 | 97.6 ± 3.59 | 94.5 ± 3.57 |

#### 3.2.2.4.9 讨论

在选择离子源时，分别对3个待测杂质在ESI和APCI源的响应分别作了考察，MB-X和LADX在ESI源上优化后均具有较强响应，比较了不同溶剂对响应的影响，以乙腈作为溶剂时响应明显得到增强，但AZBC在ESI源上基本无响应；AZBC在APCI源上响应较强，MB-X和AZBC在APCI源响应低于ESI，通过优化调整后，以APCI作为离子源，3个杂质的检测限均能满足检测的要求，综合考虑，采用APCI源进行进一步优化试验。根据3个待测物的特性，以ACQUITY UPLC HSS T3（1.8 μm，2.1mm×100mm）进行分离优化，MB-X极性较大，最快出峰，AZBC与LADX极性相对接近，梯度较为平缓时，两峰分离较差甚至完全重合，为此加大梯度，使两峰可分离完全，LADX出峰后，切入废液，以防止主成分对仪器的污染。

为减小溶剂效应，采用流动相的初始比例水-甲醇（1:1）作为溶剂，氯沙坦钾在甲醇和水中易溶，但厄贝沙坦在甲醇中微溶，在水中不溶，以水-甲醇（1:1）作为溶剂，厄贝沙坦无法完全溶解，为此采用先用甲醇溶解，再用等体积水稀释的方法制备厄贝沙坦原料药的供试品溶液，但以此方法制备的供试品溶液在2~8℃的条件下放置1h后，有明显的絮状沉淀析出，对供试品溶液放置温度考察发现，于20℃放置10h，尚无沉淀析出，因此建议应临用新制，或将进样盘温度控制在不小于20℃。

### 3.2.3 肼类杂质分析方法

肼类化合物通常作为起始物料、反应中间体、还原剂存在于药物合成过程中，肼本身作为硫酸盐，还可以作为药物治疗肺结核、镰状细胞贫血症等疾病。由于肼类化合物为烷基化试剂，在体内通过代谢活化生成碳正离子和碳氧自由基等活性较强的甲基中间体，体内产生的甲基与DNA碱基发生烷基化反应，生成加合物，引起DNA的损伤和基因突变。肼类化合物一般极性较大，相对分子量低，无发色团，并且由于其具有非常强的碱性，很容易与色谱柱上的硅氧基发生相互作用，很难用较为常规的液相色谱-紫外检测器（UV）进行检测；肼类化合物的反应活性较强，容易发生副作用，造成假阳性的结果，这些都对检测方法提出了挑战。理论上讲对于挥发性较强的烷基肼可以采用GC-FID法进行测定，不含碳的肼类化合物可以采用氮磷检测器（NPD）和质谱检测器进行测定，但由于肼类化合物的强活性，容易与API发生交叉污染，很少有GC法直接检测的报道。对于保留较强的肼类化合物可以采用高效液相色谱–串联质谱法进行测定（HPLC-MS/MS），还可以采用离子色谱法（IC）对易电离的肼类化合物进行检测。目前最为常见的方法为衍生化法，以苯甲醛、邻苯二甲醛等作为衍生化试剂，采用HPLC或GC等方法进行检测。整体来说对肼类化合物检测的报道相对较少，以下将对文献报道的检测方进行简要描述。

### 3.2.3.1　直接测定肼类化合物

冯蕊等采用液相色谱–质谱（LC-MS）法测定了塞来昔布中对肼苯磺酰胺（SHH）和对甲苯腙基苯磺酰胺（MAP）2个苯肼类遗传毒性杂质。采用Thermo BDS Hypersil C18（100mm×4.6mm，2.4μm）色谱柱，以0.1%甲酸铵–0.1%甲酸水溶液：甲醇（90：10）为流动相A，以甲醇为流动相向B，进行线性梯度洗脱；柱温为45℃，流速为0.65ml·min$^{-1}$，进样体积为10μl，柱后分流比为6：4。采用电喷雾离子源（ESI），正离子检测模式，喷雾电压为4.5kV，雾化温度为200℃，鞘气压力为70kPa。采用多反应监测模式（MRM），SSH的监测离子对为 $m/z$ 170.9→90.0，MAP的监测离子对为 $m/z$ 304.1→209.1，内标物质的监测离子为 $m/z$ 237.1→194.1。由于苯肼类杂质在酸性条件下容易发生氧化，所以在供试品溶液中加入5%二巯基苏糖醇的醋酸铵溶液作为抗氧剂以保持杂质的稳定性，并调节样品溶液的pH值，苯肼类杂质可以保持4h内稳定。以卡马西平作为内标物质，甲醇（氨水碱化至pH8~9）为稀释剂制备对照品溶液和供试品溶液。该方法下SHH和MAP的检测限均约为10ng·ml$^{-1}$，定量限均约为20ng·ml$^{-1}$，平均回收率分别为99.7%（RSD=6.0%，$n$=9）和97.6%（RSD=5.1%，$n$=9）。ViJaya Bhaskar Reddy等同样采用LC-MS法对塞来昔布中这两个杂质进行了检测，色谱条件有所区别，并且未加入抗氧剂，两者的检测限为0.3ng·ml$^{-1}$和0.2ng·ml$^{-1}$，对照品溶液在48h内稳定。

K.Geetha Bhavani等采用液相色谱–质谱（LC-MS）法测定硫酸阿扎那韦中对叔丁基–2–［4–（吡啶–2–基）苄基］肼羧酸盐肼类遗传毒性杂质。采用Symmetry C18（75mm×4.6mm，3.5μm）色谱柱，以10mmol·L$^{-1}$甲酸铵溶液（用甲酸调节pH值至3.0±0.5）–乙腈–甲醇（50：40：10）为流动相，等度洗脱，柱温为30℃，进样盘温度为10℃，流速为0.4ml·min$^{-1}$，进样体积为15μl。采用电喷雾离子源（ESI），正离子检测模式，接口减压为4.5kV，CDL电压为5V，检测器电压为1.9kV，接口温度为250℃，CDL温度为250℃，加热块温度为200℃；采用选择离子监测模式（SRM），监测离子为 $m/z$ 300。以甲醇为稀释剂，该方法下检测限约为0.3μg·g$^{-1}$，定量限约为0.11μg·g$^{-1}$，平均回收率分别为在96.4%~100.4%范围内。

K.JEEVANA LAKSHMI等采用离子色谱法（IC）–电导检测器对西拉普利原料药中的残留肼含量进行了测定。采用Metrosep C-2（6.1010.220）（150mm×4.0mm，7μm）色谱柱，以5mmol·L$^{-1}$硝酸溶液–乙腈（90：25）为流动相，等度洗脱，流速为0.8ml·min$^{-1}$，柱温为25℃，进样体积为20μl。未提及电导检测器参数设置。以流动相制备供试品溶液。该条件下硫酸肼的检测限与定量限分别为1.53μg·ml$^{-1}$和4.63μg·ml$^{-1}$，回收率在80%~120%范围内。常规的离子色谱法直接测定肼类化合灵敏度相对较差，需采用其他方法进行检测。

Min Liu等采用亲水作用色谱（HILIC）-化学发光氮检测器（CLND）对疏水性药物中间体中1，1-二甲基肼和肼进行了检测。方法开发前，首先对肼类化合物在两性离子型亲水色谱柱ZIC-HILIC上分离机制进行了研究，随着流动相中水比例的增加或有机相类型的改变，肼类化合物的保留时间明显缩短，增加离子强度，同样能够缩短保留时间。采用肼、甲基肼、1，1-二甲基肼和1，2-二甲基肼对色谱条件进行优化，以三氟乙酸-水-乙醇（0.1∶30∶70）作为流动相时，可在15min内分离完全，出峰顺序依次为1，2-二甲基肼、1，1-二甲基肼、甲基肼、肼。采用ZIC HILIC（250mm×4.6mm，5μm）色谱柱，以三氟乙酸-水-乙醇（0.1∶30∶70）为流动相，等度洗脱；流速为0.4ml·min$^{-1}$，柱温为30℃，进样体积中10μl，未提及CLND参数设置。以DMSO-乙醇（30∶70）作为稀释剂制备对照品溶液和供试品溶液，该色谱条件下1，1-二甲基肼和肼的定量限为2μg·ml$^{-1}$，平均回收率分别为102.7%、102.7%。

赵珏馨等采用高效液相色谱-荧光检测器法对阿嗪米特原料药中潜在遗传毒性杂质马来酰肼。采用Thermo Syncronis C18（250mm×4.6mm，5μm）色谱柱，以0.2mol·L$^{-1}$乙酸溶液作为流动相A，以甲醇作为流动相B，进行梯度洗脱；流速为1.0ml·min$^{-1}$，柱温为30℃，进样体积为20μl。采用荧光检测器，激发波长315nm，发射波长389nm。以0.2mol·L$^{-1}$乙酸溶液-甲醇（1∶1）溶液作为稀释剂制备对照品溶液和供试品溶液，在此条件下马来酰肼的检测限与定量限分别为4.5ng·ml$^{-1}$和19.5ng·ml$^{-1}$；低、中、高三个浓度点的加样回收率分别为100.78%、103.01%、99.30%。

### 3.2.3.2 衍生化法测定肼类化合物

梅芊等以苯甲醛为衍生化试剂，采用柱前衍生化超高效液相色谱-四级杆/静电场轨道阱高分辨质谱法（UHPLC-Q-Orbitrap HRMS）法测定了乙酰唑胺及其胶囊中肼的含量。采用NanoChrom ChromCoreTM 120 C18（150mm×2.1mm，5μm）色谱柱，以5mmol·ml$^{-1}$甲酸铵水溶液（含0.1%甲酸）-乙腈（30∶70）进行等度洗脱；流速为0.4ml·min$^{-1}$，柱温为30℃，进样体积为2μl。采用电喷雾离子源（ESI），正离子模式检测，喷雾电压3.5kV，离子传输管温度350℃，辅助气温度350℃，辅助气流量10ml·min$^{-1}$，鞘气流量40ml·min$^{-1}$，碰撞能量50eV，采用Fullscan一级质谱全扫描确定母离子，PRM二级质谱确定子离子，以$m/z$ 209.10672→106.06521作为定量离子对，$m/z$ 209.10672→79.05466作为定性离子对。以5%苯甲醛的甲醇溶液作为衍生化试剂，以甲醇-水为稀释剂制备供试品溶液，5%苯甲醛甲醇溶液1ml，加水

1ml，室温放置10min进行衍生化。该条件下肼的检测限与定量限分别为$0.012ng \cdot ml^{-1}$和$0.037ng \cdot ml^{-1}$，原料药和胶囊中低、中、高三个浓度点的回收率分别为89.1%、102.1%、90.2%和90.1%、100.1%、92.8%。

李滋等以苯甲醛为衍生化试剂，将游离肼衍生化为苯甲醛吖嗪，通过高效液相色谱法（HPLC）测定了异烟肼注射液中游离肼的含量。采用Welch Ultimate XB-C18（250mm×4.6mm，5μm）色谱柱，以0.1%乙二胺四乙酸二钠溶液-乙腈（30：70）为流动相进行等度洗脱，流速为$1.0ml \cdot min^{-1}$，检测波长为310nm，柱温为40℃，进样体积为20μl。以苯甲醛作为衍生化试剂，采用高效液相色谱-质谱联用（HPLC-MS/MS）法，以苯甲醛吖嗪对照品溶液对衍生化产物结构进行了确认；苯甲醛溶液以甲醇-水（9：1）溶液稀释制备，衍生化时加1ml水和5ml苯甲醛溶液，振摇反应20min。该条件下游离肼的检测限与定量限分别为$0.5μg \cdot ml^{-1}$和$2.5μg \cdot ml^{-1}$，低、中、高三个浓度点的平均回收率在96.9%~101.0%范围内。

张萌萌等以苯甲醛为衍生化试剂，正庚烷为萃取溶剂，采用高效液相色谱法测定了利伐沙班中的肼。采用Dionex Acclaim 120 C18（250mm×4.6mm，5μm）色谱柱；以乙腈-EDTA·2Na缓冲液（$0.3mg \cdot ml^{-1}$）（70：30）作为流动相进行等度洗脱；流速为$1.5ml \cdot min^{-1}$，检测波长为305nm，柱温为40℃，进样体积为20μl。以苯甲醛作为衍生化试剂，苯甲醛溶液以甲醇稀释制备。衍生化时加水1ml和苯甲醛溶液1ml，70℃振荡20min，然后用正庚烷萃取。该条件下游离肼的检测限与定量限分别为$4.5ng \cdot ml^{-1}$和$15ng \cdot ml^{-1}$，低、中、高三个浓度点的平均回收率为98.3%。

Mingjiang Sun等以丙酮或丙酮-$d_6$为衍生化试剂，将游离肼衍生化为丙酮吖嗪或丙酮吖嗪-$d_{12}$，采用原位衍生化-顶空-气相色谱-质谱法（HS-GC-MS）对药物原料药中的游离肼进行了测定。采用Agilent DB-624（25m×0.2mm，1.12μm）色谱柱；初始柱温为100℃，保持6min，以$50℃ \cdot min^{-1}$升温至220℃，保持2min；以氦气为载气，流速为$1.2ml \cdot min^{-1}$；进样口温度为200℃，分流比为5：1；顶空平衡温度为100℃，平衡时间为10min，进样温度为110℃，搅拌速度为500rpm，搅拌开18s，搅拌关2s。采用电喷雾离子源（ESI），离子源和四级杆温度分别为230℃和150℃，传输线温度为230℃，电离电压为70eV；采用选择离子监测模式（SIM），丙酮吖嗪的监测离子分别为$m/z$ 112，丙酮吖嗪-$d_{12}$的监测离子为$m/z$ 124和$m/z$ 106。以$N$-甲基吡咯烷酮制备衍生化试剂。该条件下游离肼的定量限为$0.1μg \cdot g^{-1}$（丙酮衍生化）和$0.1μg \cdot g^{-1}$（丙酮-$d_6$衍生化），以丙酮为衍生化试剂，6种原料药中的回收率在79%~110%范围内，以丙酮-$d_6$为衍生化试剂，2种原料药中的平均回收率为91%、80%。

Ramna Reddy Gopireddy等以邻羟基苯甲醛为衍生化试剂，采用高效液相色谱-紫外检测法（HPLC-UV）对伊布替尼中的水合肼进行了测定。采用Inertsil-3V（250mm×4.6mm，5μm）色谱柱；以磷酸二氢铵溶液-乙腈（350：650）作为流动相进行等度洗脱，流速为 $1.0ml \cdot min^{-1}$，柱温为 $40℃$，检测波长为354nm，进样体积为 $20\mu l$。以邻羟基苯甲醛作为衍生化试剂，衍生化时加 $1mol \cdot L^{-1}$ HCl溶液1ml和邻羟基苯甲醛0.2ml，混合10min。在此条件下水合肼的检测限与定量限分别为 $0.27\mu g \cdot g^{-1}$ 和 $0.81\mu g \cdot g^{-1}$，低、中、高三个浓度点的平均回收率分别为106.8%、99.3%、103.46%。

Jenny Wang等以2-羟基-1-萘甲醛为衍生化试剂，采用高效液相色谱-紫外检测法（HPLC-UV）对药物原料药中的肼进行了测定。采用 Agilent Eclipse XDB-C18（$150mm \times 3.0mm$，$3.5\mu m$）色谱柱；以0.05%三氟乙酸的水溶液作为流动相A，以0.05%三氟乙酸的乙腈溶液作为流动相B，进行梯度洗脱；流速为 $1.0ml \cdot min^{-1}$，柱温为 $30℃$，检测波长为406nm，进样体积为 $10\mu l$。以2-羟基-1-萘甲醛为衍生化试剂，以二甲基亚砜制备衍生化试剂，与供试品溶液在 $100℃$ 的水浴衍生化30min。在此条件下肼的检测限与定量限分别为 $0.25\mu g \cdot g^{-1}$ 和 $1\mu g \cdot g^{-1}$，低、中、高三个浓度点的平均回收率分别为97.1%、98.5%、99.6%。

Katalin Tamás等以苯甲醛作为衍生化试剂，生成苯甲醛吖嗪，采用固相萃取-液相色谱法（SPE-HPLC）对别嘌呤原料药中的游离肼进行了测定。采用 Kinetex C18（$100mm \times 4.6mm$，$2.6\mu m$）色谱柱；以水-甲醇（25：75）作为流动相进行梯度洗脱；流速为 $1.0ml \cdot min^{-1}$，柱温为 $30℃$，进样盘温度为 $20℃$，检测波长为300nm，进样体积为 $10\mu l$。以苯甲醛作为衍生化试剂，以 $0.2mol \cdot L^{-1}$ 氢氧化钠溶液-甲醇（50：50）溶液制备衍生化试剂，与供试品溶液在室温衍生化20min。以 Strata-C18E 柱进行固相萃取，以 $0.2mol \cdot L^{-1}$ 氢氧化钠溶液-甲醇（50：50）溶液进行洗脱，流速为1滴/秒。在此条件下游离肼的检测限为 $0.1\mu g \cdot g^{-1}$。未专门进行回收率试验。

Marlen Christofi等以邻苯二甲醛作为衍生化试剂，采用超高效液相色谱-荧光检测法（UHPLC-Fluorescence）对别嘌醇及其制剂中的游离肼进行了测定。采用 Acquity UPLC C18 BEH（$50mm \times 2.1mm$，$1.7\mu m$）色谱柱；以 $20mmol \cdot L^{-1}$ 磷酸盐缓冲液（pH2.0）为流动相A，以乙腈作为流动相B，进行梯度洗脱；流速为 $0.50ml \cdot min^{-1}$，柱温为 $30℃$，荧光检测器的激发波长为315nm，发射波长为370nm，进样体积为 $5\mu l$。以邻苯二甲醛作为衍生化试剂，甲醇-水（1：9）溶液制备衍生化试剂，对照品/供试品溶液、衍生化试剂、$100mmol \cdot L^{-1}$（pH2.0）磷酸盐缓冲液混合体积分别为700、100、$200\mu l$，涡旋10s后，室温衍生化5min。在此条件下游离肼的检测限与定量限分别为 $0.3ng \cdot ml^{-1}$ 和 $2.5ng \cdot ml^{-1}$，回收率在92.7%~106.7%范围内。

### 3.2.4 卤代烷烃类杂质分析方法

卤代烷烃是一类含有一个或多个卤原子的化合物，根据所含卤原子的种类，可以分为氟代烷烃、氯代烷烃、溴代烷烃和碘代烷烃。卤代烷烃的反应活性较强，可通过亲电取代反应，直接与生物大分子（如DNAs，RNAs和蛋白质）发生烷基化反应，可能会导致DNA突变。卤代烷烃是药物合成反应中使用非常广泛的烷基化试剂，结构种类繁多，是遗传毒性杂质中最为常见的一类。其中氯甲烷、氯乙烷已被证实为已知的遗传毒性杂质。根据不同卤代烷烃杂质的特性，需要在药品中建立相应的检测方法对其进行控制。目前常见的卤代烷烃的分析方法有气相色谱法（GC）、HS-GC-ECD法、GC-MS、固相微萃取技术等，对于挥发性的卤代烷烃，如卤代甲烷、卤代乙烷等，气相色谱法为此类杂质的常见分析手段，一般常用的氢火焰离子化检测器（FID）灵敏度较低，故多采用电子捕获检测器（ECD）作为检测手段，并结合顶空（HS）进样的方式来测定药物中的挥发性卤代烷烃，对于只含有一个氯原子的烷烃化合物一般采用灵敏度更高的GC-MS法进行测定。对于非挥发性的卤代烷烃，一般采用HPLC-UV法或HPLC-MS法进行检测。当样品不能直接进样分析时，通常会采用柱前衍生的方法进行检测。以下将对文献报道的检测方进行简要描述。

### 3.2.4.1　UPLC-MS/MS法测定盐酸曲唑酮原料药及片剂中遗传毒性杂质双（2-氯乙基）胺盐酸盐和1-（3-氯苯基）-4-（3-氯丙基）哌嗪盐酸盐（图4-28）

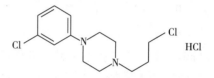

图4-28（a）　盐酸曲唑酮杂质A结构式　　图4-28（b）　盐酸曲唑酮杂质F结构式

#### 3.2.4.1.1　仪器与试药

Waters I Class/XEVO TQ-S UPLC-MS/MS（UPLC：美国Waters公司ACQUITY I Class；质谱软件：MassyLynx）；XPE26百万分之一电子天平（瑞士Mettler Toledo公司）；Milli-Q超纯水器（美国Millipore公司）；ACQUITY UPLC BEH C18色谱柱（2.1mm×100mm，1.7μm）。

乙腈（LC-MS级，Fluka公司）；甲酸（LC-MS级，Fluka公司）；碳酸氢铵（LC-MS级，Merck公司）去离子水（MILLI-Q纯水仪）；盐酸曲唑酮杂质A（SIGMA-ALORICH；CAS号，821-48-7；批号BCBT3901；纯度98%）；盐酸曲唑酮杂质F（东京化成工业株式会社；CAS号，52605-52-4；批号FHN01；纯度97%）；盐酸曲唑酮原料药和缓释片均由企业提供。

#### 3.2.4.1.2　色谱及质谱条件

A．色谱条件

色谱柱为Waters ACQUITY UPLC® BEH C18（100mm×2.1mm，1.7μm）；以5mmol·L$^{-1}$碳酸氢铵水溶液作为流动相A，以乙腈作为流动相B，梯度洗脱：0.0~2.0min，B 55%~90%；2.0~3.0min，B 90%；3.0~3.01min，B 90%~55%；3.01~4.0min，B 55%；流速为0.3ml·min$^{-1}$，柱温为20℃，进样器温度为10℃，进样体积为2μl。

B. 质谱条件

采用电喷雾离子源（ESI），正离子检测模式，锥孔气体积流量为150L·h⁻¹，脱溶剂气体积流量为420L·h⁻¹，离子源温度为150℃，脱溶剂气温度为350℃，毛细管电压为3.2kV，采集方式为多反应监测（MRM）模式，以 *m/z* 142.0→63.00作为杂质A定量离子对，锥孔电压为25V，碰撞能量为18eV，以离子对 *m/z* 273.1→120.11作为杂质F定量离子对，锥孔电压为25V，碰撞能量为24eV。

3.2.4.1.3 对照品与供试品溶液的配制

A. 稀释剂　乙腈：水：甲酸（100：900：1）。

B. 对照品的配制

精密称取盐酸曲唑酮杂质A和盐酸曲唑酮杂质F各约25mg置于2个25ml量瓶中，加稀释剂溶解并稀释至刻度，摇匀，作为杂质对照品储备液；分别精密量取杂质A和杂质F对照品储备液各100μl，置于同一100ml量瓶中，用稀释剂稀释至刻度，摇匀，即得每1ml中含杂质A和杂质F各约1μg的混合杂质对照品储备液1；精密量取混合杂质对照品储备液11ml，置于100ml量瓶中，用稀释剂稀释至刻度，摇匀，即得每1ml中含杂质A和杂质F各约10ng的混合杂质对照品储备液2；精密量取混合杂质对照品储备液21ml，置于10ml量瓶中，用水稀释至刻度，摇匀，即得每1ml中含杂质A和杂质F各约1ng的混合杂质对照品溶液。

C. 供试品溶液的配制

取盐酸曲唑酮原料约25mg，精密称定，置于25ml量瓶中，用稀释剂溶解并稀释至刻度，摇匀，即得，每1ml中含盐酸曲唑酮约1mg的原料药供试品溶液；取盐酸曲唑酮片20片，研细，取细粉适量（约相当于盐酸曲唑酮100mg），置于100ml瓶中，加稀释剂60ml，超声15min，使充分溶解，用稀释剂稀释至刻度，摇匀，滤过，取续滤液，即得每1ml中含盐酸曲唑酮约1mg的片剂供试品溶液。

3.2.4.1.4 专属性实验

精密量取混合杂质对照品储备液2 2.5ml，置于10ml量瓶中，加稀释剂溶解并稀释至刻度，摇匀，即得系统适用性溶液（2.5ng·ml⁻¹）。取盐酸曲唑酮缓释片一批20片，研细，按照3.2.4.1.3项下方法制备得片剂供试品溶液；精密量取系统适用性溶液2ml置于1个5ml量瓶中，加入供试品溶液3ml，摇匀，即得供试品加标溶液。

分别取稀释剂、盐酸曲唑酮杂质A定位溶液（100ng·ml⁻¹）、盐酸曲唑酮杂质F定位溶液（10ng·ml⁻¹）、系统适用性溶液、供试品溶液以及供试品加标溶液进样测定，在所建立的色谱－质谱条件下，杂质A和杂质F完全分离，峰形良好，空白稀释剂、供试品溶液对杂质对照溶液中各杂质的检查无干扰（图4-29），且满足系统适用性要求。

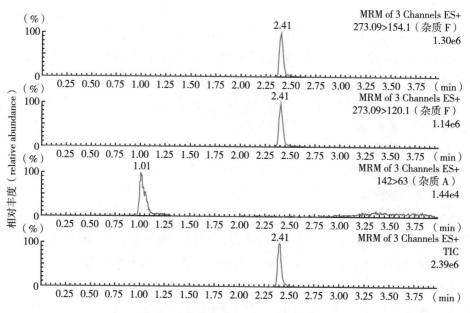

**图4-29 混合对照品溶液总离子流图**

#### 3.2.4.1.5 线性、检测限与定量限

精密量取3.2.4.1.3项下混合杂质对照品储备液1及混合杂质对照品储备液2，制成质量浓度分别为200、150、100、50、20、10、8、5、3、1、0.8、0.5、0.3、0.1、0.08、0.05、0.03、0.01ng·ml$^{-1}$线性系列对照品溶液按上述色谱-质谱条件进样分析，以MRM离子流峰面积（$Y$）为纵坐标，以杂质A和杂质F的质量浓度（$X$）为横坐标，分别得到线性回归方程见表4-50，表4-51。

**表4-50 盐酸曲唑酮杂质A线性回归方程（$n=5$）**

| 浓度范围/ng·ml$^{-1}$ | 线性方程 | 相关系数 |
|---|---|---|
| 0.1~10 | $Y=341412.3X$（μg·ml$^{-1}$）$-15.2481$ | 0.9996 |
| 10~200 | $Y=345777.9X$（μg·ml$^{-1}$）$+122.135$ | 0.9998 |

**表4-51 盐酸曲唑酮杂质F线性回归方程（$n=5$）**

| 浓度范围/ng·ml$^{-1}$ | 线性方程 | 相关系数 |
|---|---|---|
| 0.01~1 | $Y=35289574.9X$（μg·ml$^{-1}$）$+368.8744$ | 0.9999 |
| 1~200 | $Y=32265098.0X$（μg·ml$^{-1}$）$+46763.2$ | 0.9996 |

结果表明，盐酸曲唑酮杂质A在0.1~200ng·ml$^{-1}$范围内与峰面积呈良好的线性关系；盐酸曲唑酮杂质F质量浓度在0.01~200ng·ml$^{-1}$范围内与峰面积呈良好的线性关系。定量限（LOQ）和检测限（LOD）结果如表4-52所示，均远低于杂质A和杂质F的限度（2.5μg·g$^{-1}$），可见该方法的灵敏度满足检测要求。

表4-52　两种盐酸曲唑酮遗传毒性杂质的灵敏度试验结果

| | LOD（ng·ml$^{-1}$） | LOQ（ng·ml$^{-1}$） |
|---|---|---|
| 杂质A | 0.03 | 0.1 |
| 杂质F | $2.8 \times 10^{-4}$ | $9.2 \times 10^{-4}$ |

### 3.2.4.1.6　重复性试验

取盐酸曲唑酮缓释片一批20片，研细，按照2.2.2项下方法平行制备6份片剂供试品溶液，进样测定，检出杂质F的RSD为2.09%，未检出杂质A。

### 3.2.4.1.7　加样回收率试验

取盐酸曲唑酮缓释片一批20片，研细，按2.2.2项下方法制备供试品溶液；精密量取3.2.4.1.5项下5ng·ml$^{-1}$浓度线性系列对照品溶液5ml共6份，置于6个10ml量瓶中，分别加入供试品溶液各5ml，摇匀，即得100%回收率测定溶液共6份；进样测定，计算得杂质A平均回收率（n=6）为101.53%，RSD为4.06%；杂质F平均回收率（n=6）为97.95%，RSD为1.27%，该方法回收率良好。

### 3.2.4.1.8　溶液稳定性试验

精密量取3.2.4.1.5项下混合杂质对照品储备液2（10ng·ml$^{-1}$）5ml共2份，分别置于25ml量瓶中，加入3.2.4.1.5项下制备的供试品溶液5ml，用稀释剂稀释至刻度，摇匀，即得两份稳定性考察溶液，其中一份置于10℃冰箱保存，另一份置于常温保存，分别于0、3、6、12、24h在正文条件下进行测定，计算杂质A和杂质F色谱峰面积的RSD。结果杂质A在10℃保存条件下RSD为2.3%，在室温保存条件下的RSD为2.0%；杂质F在10℃保存条件下RSD为1.1%，在室温保存条件下为1.7%，说明样品在10℃或室温条件保存下24h稳定。

### 3.2.4.1.9　耐用性试验

取3.2.4.1.2项下稀释剂、盐酸曲唑酮杂质A定位溶液、盐酸曲唑酮杂质F定位溶液、系统适用性溶液、供试品溶液以及供试品加标溶液，分别改变液相色谱柱、改变流速（流速变化±0.01ml·min$^{-1}$），进样测定，考察方法的耐用性，结果表明各项参数均可达到系统适用性要求，说明该方法对C18色谱柱型号及流速改变的耐用性良好，见表4-53，表4-54。

表4-53　盐酸曲唑酮遗传毒性杂质检测方法的耐用性（流速改变）

| 参数 | 主峰面积的RSD（连续进样5针）（%） | | 信噪比 | |
|---|---|---|---|---|
| | 杂质A | 杂质F | 杂质A | 杂质F |
| 0.3ml·min$^{-1}$ | 2.0 | 5.1 | 170.8 | 7946.0 |
| 0.29ml·min$^{-1}$ | 3.9 | 3.8 | 184.3 | 9532.1 |
| 0.31ml·min$^{-1}$ | 2.9 | 3.6 | 158.1 | 15320.9 |
| 可接受范围 | ≤ 10.0 | ≤ 10.0 | ≥ 50 | ≥ 100 |

表4-54　盐酸曲唑酮遗传毒性杂质检测方法的耐用性（色谱柱改变）

| 参数 | 主峰面积的RSD（连续进样5针）（%） | | 信噪比 | |
|---|---|---|---|---|
| | 杂质A | 杂质F | 杂质A | 杂质F |
| 柱：CORTECS UPLC C18（100mm×2.1mm，1.6μm） | 2.0 | 5.1 | 170.8 | 7946.0 |
| 柱：ACQUITY UPLC BEH C18（2.1mm×100mm，1.7μm） | 3.7 | 4.5 | 160.1 | 6981.8 |
| 可接受范围 | ≤10.0 | ≤10.0 | ≥50 | ≥100 |

### 3.2.4.1.10　讨论

遗传毒性杂质是指药物中能直接或间接导致DNA受损引起基因突变，并具有致癌性或者潜在致癌可能性的一类杂质。由于其较一般杂质具有微量水平就存在潜在致突变性和致癌性风险的特点，遗传毒性杂质是受到药品监管机构和制药企业重点关注和控制的对象，需要严格控制其在药物中的含量以保证药物质量与临床应用的安全性。双（2-氯乙基）胺和1-（3-氯苯基）-4-（3-氯丙基）哌嗪已被证实是一类具有卤代烷烃取代基结构的遗传毒性杂质，进入体内后可能通过形成具有活泼的亲电性基团的化合物进而与DNA中碱基对发生共价结合导致其断裂。目前国内盐酸曲唑酮药品标准及进口注册标准中均未对制剂中可能存在的这两种遗传毒性杂质进行控制。已有文献开发出单独测定盐酸曲唑酮原料药中1-（3-氯苯基）-4-（3-氯丙基）哌嗪的LC-MS法，但并未涉及可能存在的另一遗传毒性杂质双（2-氯乙基）胺的检测。本文以《美国药典》中提供的一种测定盐酸曲唑酮原料药中两种遗传毒性杂质的检测方法作为依据，采用LC-MS/MS法，建立起一种灵敏度更高的、可以同时用于检测盐酸曲唑酮原料药及其制剂中的两种遗传毒性杂质含量的分析方法，为盐酸曲唑酮的质量控制方法的优化提供参考。

分别取3.2.4.1.2项下稀释剂、盐酸曲唑酮杂质A定位溶液、盐酸曲唑酮杂质F定位溶液、系统适用性溶液、供试品溶液以及供试品加标溶液进样测定，采用蠕动泵方式将其单独注入质谱的离子源中，在正离子（ESI$^+$）、负离子（ESI$^-$）模式下进行全扫描，选择合适的准分子离子峰和电离方式。结果表明，在ESI$^+$模式下，2个杂质均可获得较高丰度的［M+H］$^+$准分子离子峰。对离子源温度、去溶剂气温度及流量、锥孔气流量进行优化，使待测物质的离子化效率达到最佳。

考察了5mmol·L$^{-1}$乙酸铵水溶液（A）-乙腈（B）、10mmol·L$^{-1}$乙酸铵溶液（A）-乙腈（B）以及5mmol·L$^{-1}$碳酸氢铵水溶液（A）-乙腈（B）、10mmol·L$^{-1}$碳酸氢铵水溶液（A）-乙腈（B）作为流动相体系对目标化合物分离效果的影响。结果显示，以5mmol·L$^{-1}$碳酸氢铵水溶液（A）-乙腈（B）作为流动相体系时，各待测物分离度及色谱峰形较好；同时考察了流动相梯度洗脱方法，改变流动相初始比例，分别考察0min时流动相中有机相比例依次从1%上升至90%时待测物出峰变化，发现随着有机相起始比例的升高，杂质A响应值变大，灵敏度变高；但随着起始有机相比例超过60%，杂质A与盐酸曲唑酮分离度降低，因此确定流动相起始比例为5mmol·L⁻¹碳酸氢铵水溶液（A）：乙腈（B）=45：55。相较于USP方法中水溶液（A）：乙腈（B）=90：10的流动相起始比例，调整流动相比例后杂质A与盐酸曲唑酮峰分离度更好，且能满足系统适用性要求；依据待测物的出峰时间调整流动相比例切换的程序，使其从USP方法的一针6.5min左右缩短到4min，有效节约了检测成本。在检验盐酸曲唑酮样品时发现，高浓度的供试品溶液中盐酸曲唑酮主成分可能会污染离子源。杂质A出峰时间为1.0min，盐酸曲唑酮出峰时间为1.4min，杂质F出峰时间为2.4min，设置六通阀的切换时间，将1.3~2.0min时间段内的流出物切换到废液通道，从而避免主成分的干扰和污染。

### 3.2.4.2 直接测定卤代烷烃类化合物

常艳等采用气相色谱–质谱法（GC-MS）检测了维格列汀原料药中氯乙酸甲酯、氯乙酸乙酯、氯乙酸异丙酯三种遗传毒性杂质的含量。采用Agilent VF-624ms（30m×0.25mm，1.4μm）色谱柱；初始柱温为80℃，保持5min，以20℃·min⁻¹升温至240℃，保持5min；以氦气为载气，流速为1.0ml·min⁻¹；进样口温度为220℃，分流比为5：1；直接进样，进样体积为1μl。采用电子轰击离子源（EI），离子源和四级杆温度分别为230℃和150℃，电离电压为70eV；采用选择离子监测模式（SIM），三个遗传毒性杂质的监测离子都为$m/z$ 49。以乙腈作为稀释溶剂。该条件下氯乙酸甲酯、氯乙酸乙酯和氯乙酸异丙酯的检测限分别为0.0072062、0.007307、0.0072442μg·ml⁻¹，定量限0.02402、0.02436、0.02415μg·ml⁻¹；回收率分别在97%~101%、97%~101%、96%~100%范围内。

孙春艳等采用高效液相色谱–串联质谱法（HPLC-MS）检测了吉非替尼原料药中3-氯-4-氟苯胺、3，4-二氟苯胺、3-氟-4-氯苯胺和3，4-二氯苯胺四种遗传毒性杂质的含量。采用Inertsil ODS-3（100mm×3.0mm，3μm）色谱柱；以0.1%甲酸水溶液–0.1%甲酸乙腈溶液（70：30），进行等度洗脱；流速为0.8ml·min⁻¹，柱温为40℃，进样体积为4μl；采用电喷雾离子源（ESI），正离子模式；干燥气温度为300℃，干燥气流量为10L·min⁻¹，喷雾电压为344.75kPa，鞘气流量为11L·min⁻¹，毛细管电压为4000V；采用多反应监测模式（MRM），3-氯-4-氟苯胺、3，4-二氟苯胺、3-氟-4-氯苯胺和3，4-二氯苯胺的定量离子对分别为$m/z$ 130→83、$m/z$ 146→111、$m/z$ 146→111、$m/z$ 162→127。以水–乙腈–甲酸（50：50：0.1）作为稀释剂制备供试品溶液和对照品溶液。该条件下3-氯-4-氟苯胺、3，4-二氟苯胺、3-氟-4-氯苯胺和3，4-二氯苯胺的检测限分别为0.2、2.0、2.0、0.4μg·L⁻¹，定量限为0.6、6.0、6.0、1.2μg·L⁻¹；平均回收率分别为96.5%、91.0%、98.5%、98.3%。

白青山等采用顶空气相色谱–串联质谱法（HS–GC–MS）检测了头孢克肟原料药中遗传毒性杂质氯甲烷和氯乙烷的含量。采用MEGA–624MS（60m×0.25mm，1.4μm）色谱柱；初始柱温为40℃，保持9min，以50℃·min$^{-1}$升温至230℃，保持7min；以氮气为载气，流速为2.0ml·min$^{-1}$；进样口温度为250℃，分流比为10：1；顶空平衡温度为80℃，平衡时间为25min。采用电子轰击离子源（EI），离子源和四级杆温度分别为200℃和150℃，电离电压为70eV；采用选择离子监测模式（SIM），监测离子对$m/z$ 50、64、78。以$N, N$–二甲基甲酰胺作为稀释溶剂。该条件下氯甲烷、氯乙烷的检测限分别为0.01616ng·ml$^{-1}$和0.04129ng·ml$^{-1}$，定量限0.04040ng·ml$^{-1}$和0.1032ng·ml$^{-1}$；平均回收率分别为100.8%、100.6%。

朱静等采用气相色谱–电子捕获检测器法（GC–ECD）检测了奥美沙坦酯原料药中遗传毒性杂质碘甲烷的含量。采用Agilent DB–624（30m×0.32mm，1.8μm）色谱柱；初始柱温为40℃，保持5min，以20℃·min$^{-1}$升温至200℃，保持2min；以氮气为载气，流速为1.5ml·min$^{-1}$；进样口温度为160℃，分流比为10：1；直接进样，进样体积为1μl。该条件下碘甲烷的检测限与定量限分别为2.0ng·ml$^{-1}$和6.0ng·ml$^{-1}$，平均回收率为98%。

陈蓉等采用顶空气相色谱–氢火焰离子化检测器法（HS–GC–FID）检测了盐酸地拉卓原料药中遗传毒性杂1–溴–3–氯丙烷和其他三种残留溶剂的含量。采用Agilent DB–WAX（30m×0.32mm，0.50μm）色谱柱；初始柱温为40℃，保持6min，以8℃·min$^{-1}$升温至120℃，保持10min；以氮气为载气，流速为2.0ml·min$^{-1}$；进样口温度为200℃，分流比为50：1，检测器温度为250℃；顶空平衡温度为80℃，平衡时间为30min。以10% $N, N$–二甲基甲酰胺作为稀释溶剂制备对照品溶液和供试品溶液。该条件下1–溴–3–氯丙烷的定量限为0.038μg·ml$^{-1}$，平均回收率为99.8%。

Saravanan等采用气相色谱–电子捕获检测器法（GC–ECD）检测了氯吡格雷原料药中遗传毒性杂质溴甲烷的含量。采用Agilent DB–1（30m×0.32mm，3μm）色谱柱；初始柱温，35℃，保持8min，以20℃·min$^{-1}$升温至240℃，保持6min；以氦气为载气，流速为1.5ml·min$^{-1}$；进样口温度为150℃，分流比为10：1；直接进样，进样体积为2μl，检测器温度为300℃。以甲苯作为稀释溶剂制备对照品溶液和供试品溶液，该条件下溴甲烷的检测限与定量限分别为0.015μg·g$^{-1}$和0.0375μg·g$^{-1}$，低、中、高三个浓度点的平均回收率分别为97.9%、91.6%、89.2%。

王彦采用顶空气相色谱–氢火焰离子化检测器法（HS–GC–FID）检测了盐酸阿扎司琼原料药中1, 2–二氯乙烷、三氯甲烷、碘甲烷三种卤代烷烃和另外三种残留溶剂的含量。采用HP–1+HP–5（30m×0.53mm+10m×0.53mm）色谱柱；初始柱温，35℃，保持6min，以40℃·min$^{-1}$升温至150℃，保持4min；以氮气为载气；进样口温度为200℃，顶空平衡温度为90℃，平衡时间为18min，检测器温度为250℃。以水作为稀释溶剂制备对照品溶液和供试品溶液，该条件下1, 2–二氯乙烷、三氯甲烷、碘甲烷的检测限分别为0.3、1.3、41.3ng，平均回收率分别为95.4%、96.4%、98.3%。

Tien D.Ho等采用聚合物离子液体吸附剂涂层固相微萃取技术，结合气相色谱–氢火焰离子化检测器法（GC–FID）以及气相色谱–质谱法（GC–MS）同时检测了氯苯、氯丁烷、氯己烷、1，2–二氯苯、溴辛烷、碘辛烷、1，2–二溴辛烷、1–溴十二烷、1–溴十六烷、氯己烷、1–氯–3–苯基丙烷、1–溴十二烷、4–乙烯基苄基氯等卤代烷烃以及其他芳烃类化合物。采用HP–5ms（$30m \times 032mm$，$0.25 \mu m$）色谱柱；卤代烷烃检测的初始柱温为35℃，保持7min，以20℃·$min^{-1}$升温至100℃，以7℃·$min^{-1}$升温至200℃，再以30℃·$min^{-1}$升温至220℃，保持4min，再以50℃·$min^{-1}$升温至280℃，保持3min；以氦气为载气，流速为1.0ml·$min^{-1}$；采用电子轰击离子源（EI），选择离子监测模式（SIM），针对不同的萃取条件下各卤代烃的检测限与定量限均分别在0.9$\mu g \cdot L^{-1}$和2.9$\mu g \cdot g^{-1}$以下。

### 3.2.4.3 衍生化法测定卤代烷烃类化合物

陈轶嘉等在无催化剂作用下，以甲醇作为衍生化试剂，将酰氯类化合物酰酯化生成性状稳定的甲酯化物，并采用气相色谱–质谱法（GC–MS）测定了利伐沙班原料药中遗传毒性杂质5–氯–2–酰氯噻吩。采用HP–INNOWAX（$30m \times 0.32mm$，$0.25 \mu m$）色谱柱；初始柱温为110℃，保持2min，以10℃·$min^{-1}$升温至230℃，保持6min；以氦气为载气，流速为1.5ml·$min^{-1}$；进样口温度为230℃，分流比为5:1；直接进样，进样体积为1$\mu l$。采用电子轰击离子源（EI），离子源和四级杆温度分别为230℃和150℃，电离电压为70eV；采用选择离子监测模式（SIM），监测离子为$m/z$ 145、$m/z$ 176。以乙腈–甲醇（3:7）作为稀释溶剂。该条件下5–氯–2–酰氯噻吩的检测限与定量限分别为0.30ng·$ml^{-1}$和0.91ng·$ml^{-1}$、低、中、高三个浓度点的回收率分别为85.3%、102.7%、109.7%。

陈鉴东等以荧光胺作为衍生化试剂，将3–氯–4–（3–氟苯基甲氧基）苯胺衍生化为荧光产物，并采用液相色谱–荧光检测器法（HPLC–FLD）测定了对甲苯磺酸拉帕替尼原料药中遗传毒性杂质3–氯–4–（3–氟苯基甲氧基）苯胺。采用Kromasil 100–5 C18（$150mm \times 4.6mm$，$5 \mu m$）色谱柱；以0.05mol·$L^{-1}$醋酸铵缓冲液（pH4.5）–乙腈（50:50）作为流动相进行等度洗脱；流速为1.3ml·$min^{-1}$；柱温为40℃；进样体积为10$\mu l$；荧光检测器激发波长为290nm，发射波长为503nm。以丙酮为稀释剂制备衍生化试剂，以乙腈–水（60:40）为稀释剂制备对照品溶液和供试品溶液；加入0.1mol·$L^{-1}$磷酸盐缓冲液（pH3.3）促进衍生化反应，反应时间为30s。该条件下3–氯–4–（3–氟苯基甲氧基）苯胺的检测限与定量限分别为0.5ng·$ml^{-1}$和2.0ng·$ml^{-1}$；低、中、高三个浓度点的平均回收率分别为97.6%、95.2%、96.5%。

Lin Bai等以二甲胺作为衍生化试剂，采用高效液相色谱–串联质谱法（HPLC–MS）测定了原料药中3–氯–1，2–丙二醇、双（2–氯乙基）醚、2–（5–溴–2，3–二氟–

苯氧基甲基）－环氧乙烷3种卤代烷烃的含量。3－氯－1，2－丙二醇、双（2－氯乙基）醚采用Waters Atlantis HILIC Silica（50mm×2.1mm，3μm）色谱柱；以50mmol·L⁻¹乙酸铵溶液（含0.1%甲酸）－乙腈（17∶83）为流动相进行等度洗脱；流速为0.3ml·min⁻¹；柱温为35℃；进样体积为5μl；2－（5－溴－2，3－二氟－苯氧基甲基）－环氧乙烷采用Phenomenon Luna C18（2）（50mm×2.0mm，3μm）色谱柱，0.1%甲酸水溶液－乙腈（90∶10）作为流动相进行等度洗脱；流速为0.5ml·min⁻¹；柱温为40℃；进样体积为5μl。采用电喷雾离子源（ESI），正离子模式，干燥气温度为流量为350℃、12L·min⁻¹，喷雾电压为30psi，毛细管电压为3.5~4.0kV，碎裂电压为70V；采用选择离子检测模式（SIM），3－氯－1，2－丙二醇、双（2－氯乙基）醚、2－5－溴－2，3－二氟－苯氧基甲基）－环氧乙烷的检测离子分别为 $m/z$ 120、$m/z$ 116、$m/z$ 310或312。以水为稀释剂制备二甲胺衍生化试剂，3－氯－1，2－丙二醇、双（2－氯乙基）醚于75℃衍生化2h，2－（5－溴－2，3－二氟－苯氧基甲基）－环氧乙烷于55℃衍生化20min。该条件下3－氯－1，2－丙二醇、双（2－氯乙基）醚、2－（5－溴－2，3－二氟－苯氧基甲基）－环氧乙烷灵敏度分别为1ng·ml⁻¹（S/N=30）、1ng·ml⁻¹（S/N=36）、5ng·ml⁻¹（S/N=50），平均回收率分别为65%、89%、103%。

A.M.vanWijk等以新型衍生化试剂1－（吡啶－4－基）哌啶－4－羧酸盐，采用高效液相色谱－串联质谱法（HPLC-MS）测定了原料药中4－溴甲基苯甲酸、4－溴甲基苯甲酸甲酯、4－溴甲基苯甲酸乙酯、4－氯甲基苯甲酸乙酯、4－乙氧羰基－苄基－4－溴甲基苯甲酸酯、1－（4－叠氮苯基）－2－溴乙烷、2－氯－$N$，$N$－二乙胺、2，6－二氯苄基溴8种卤代烷烃类化合物的含量。采用Waters Xbridge Hydrophilic（HILIC）（100mm×3mm，3.5μm）色谱柱；以100mmol·L⁻¹甲酸铵溶液（用甲酸调pH2.8）－异丙醇－乙腈（7∶5∶88）为流动相进行等度洗脱；流速为0.5ml·min⁻¹；柱温为35℃；进样体积为10μl。采用电喷雾离子源（ESI），正离子模式，鞘气流量为25Arb，辅助气流量为5Arb，反吹气流量为5Arb，喷雾电压为5kV，毛细管温度为350℃，毛细管电压为29V。采用Full Scan模式。在此条件下各卤代烷烃的检测限可以达到1mg·kg⁻¹，回收率均在50%~150%范围内。

## 参考文献

［1］国家药品监督管理局. 化学药物中亚硝胺类杂质研究技术指导原则（试行）［EB/OL］.［2020-05-08］. https://www.cde.org.cn/main/news/viewInfoCommon/776b663787ec5a60ac744071c3714d5a

［2］ICH. Analytical Procedure Development Q14［EB/OL］.［2022-03-24］. https://database.ich.org/sites/default/files/ICH_Q14_Document_Step2_Guideline_2022_0324.pdf.

［3］ICH. Validation of Analytical Procedures Q2（R2）［EB/OL］.［2022-03-24］. https://database.ich.org/sites/default/files/ICH_Q2_R2_Document_Step2_Guideline_2022_0324.pdf.

［4］OMCL Network of the Council of Europe. Validation Verification of Analytical Procedures［EB/OL］. https://www.edqm.eu/en/d/129263？p_l_back_url=%2Fen%2Fsearch-edqm%3Fq%3DValidation%

2Bof%2BAnalytical%2BProcedures.pdf

[5] FDA. Analytical Procedures and Methods Validation for Drugs and Biologics [EB/OL]. https://www.fda.gov/media/87801/download.

[6] Liu D Q, Sun M, Kord A S, et al. Recent advances in trace analysis of pharmaceutical genotoxic impurities [J]. Journal of Pharmaceutical and Biomedical Analysis, 2010, 51 (5): 999–1014.

[7] Sun M J, Liu David Q, Kord, el al. A Systematic Method Development Strategy for Determination of Pharmaceutical Genotoxic Impurities [J]. Organic Process Research & Development, 2010, 14 (4): 977–985.

[8] 谢含仪, 林云良, 张瑞凌, 等. 遗传毒性杂质分析方法和前处理技术的研究进展 [J]. 药物分析杂志, 2018, 38 (10): 1668–1676.

[9] 刘雪薇, 厉程, 韩海云, 等. 药物中磺酸酯类遗传毒性杂质研究进展 [J]. 色谱, 2018, 36 (10): 18–27.

[10] 鲁晶晶, 冯芳. 磺酸酯类遗传毒性杂质研究进展 [J]. 广州化工, 2019, 47 (9): 20–22.

[11] 刘爱贽, 袁永兵, 靳文仙, 等. 药物中肼类遗传毒性杂质分析研究进展 [J]. 药物评价研究, 2020 (2): 5.

[12] 杨竹, 杭太俊, 郭晓迪, 等. N–亚硝胺类遗传毒性杂质的研究进展 [J]. 药学与临床研究, 2020, 28 (4): 5.

[13] 葛雨琦, 叶晓霞, 乐健, 等. N–亚硝胺类遗传毒性杂质毒性与检测方法研究进展 [J]. 药物分析杂志, 2020 (1): 7.

[14] 汪生, 杭太俊. 药物中遗传毒性杂质检测策略的研究 [J]. 中国新药杂志, 2019, 28 (23): 7.

[15] 朱文泉, 马健, 李敏. 遗传毒性杂质的挑战与控制策略——从ICH指导纲领到实际操作层面 [J]. 中国食品药品监管, 2020 (12): 16.

[16] Preussmann R. Carcinogenic N–nitroso compounds and their environmental significance [J]. Naturwissenschaften, 1984, 71 (1): 25

[17] Dietrich M, Block G, Pogoda J M, et al. A review: dietary and endogenously formed N–nitroso compounds and risk of childhood brain toumors [J]. Cancer Causes & Control, 2005, 16 (6): 619

[18] Andrzejewski P, Kasprzyk-Hordern B, Nawrocki J. The hazard of N–nitrosodimethylamine (NDMA) formation during water disinfection with strong oxidants [J]. Desalination, 2005, 176 (1): 37.

[19] 翁水旺. 反相高效液相色谱法测定奥美沙坦酯的有关物质 [J]. 药物分析杂志, 2006, 26 (5): 686–699.

[20] 潘红娟, 吴泰志, 俞雄, 等. 奥美沙坦酯及其相关物质的分离与测定 [J]. 药物分析杂志, 2008, 28 (11): 1883–1887.

[21] Jingyue Y, Tim A M, Wei Y, et al. A Cautionary Tale: Quantitative LC-HRMS Analytical Procedures for Analysis of N-Nitrosodimethylamine in Metformin [J]. The AAPS Journal, 2020, 22 (4): 89–97.

[22] Ramos A J, E Hernández. Prevention of aflatoxicosis in farm animals by Means of hydrated sodium calcium aluminosilicate addition to feedstuffs: a review [J]. Animal Feed Science & Technology, 1997, 65 (1): 197–206.

[23] 甘盛, 赖青鸟, 李志成, 等. 液–质串联法测定软胶囊中药用油辅料内黄曲霉毒素 $B_1$ 的含

量［J］．中国药师，2016（2）：244-246.

［24］孙政，杨彦平，崔小倩，等．LC-MS/MS法检测4种抗生素中的黄曲霉毒素［J］．中国药物评价，2021（38）：308-308.

［25］Zedeck M S．Hydrazine derivatives，azo and azoxy compounds，and methylazoxymethanol and cycasin［J］．chemical carcinogens，1984.

［26］Galloway S M，Reddy M V，Mcgettigan K，et al．Potentially mutagenic impurities：Analysis of structural classes and carcinogenic potencies of chemical intermediates in pharmaceutical syntheses supports alternative methods to the default TTC for calculating safe levels of impurities［J］．Regulatory Toxicology and Pharmacology，2013，66（3）：326-335.

［27］陈忆铃，冯江江，杨海雪，等．GC-MS法测定甲磺酸中3种甲磺酸烷基酯类遗传毒性杂质［J］．中国药科大学学报，2020，51（4）：472-478.

［28］钱冲，勾新磊，胡光辉，等．GC-MS/SIM法测定盐酸鲁拉西酮片中甲磺酸酯类物质残留量简［J］．分析仪器，2018（1）：199-203.

［29］刘晓强，丁建．衍生化GC-MS法测定甲磺酸萘莫司他原料药中甲磺酸甲酯与甲磺酸乙酯［J］．西北药学杂志，2018，33（1）：40-42.

［30］张萌萌，潘红娟，陈佳，等．盐酸达泊西汀中甲磺酸甲酯，甲磺酸乙酯及甲磺酸异丙酯的顶空毛细管GC-ECD法测定［J］．中国医药工业杂志，2015，46（1）：55-58.

［31］王少敏，牛颖，代敏，等．顶空-气相色谱-质谱法同时测定7种甲磺酸酯类杂质［J］．郑州大学学报：理学版，2019，51（3）：104-408.

［32］张萌萌，潘红娟．不同检测器-顶空气相色谱法测定甲磺酸达比加群酯中的甲磺酸乙酯和甲磺酸异丙酯［J］．中国医药工业杂志，2015，46（10）：1108-1112.

［33］李明显，郑枫，丁黎．HPLC-UV法测定卡培他滨中的对甲苯磺酸酯［J］．广州化工，2019，47（10）：92-94.

［34］杨宝玲，何晶晶，倪翔，等．甲苯磺酸拉帕替尼中对甲苯磺酸酯的柱前SPE-HPLC法测定［J］．中国医药工业杂志，2017，48（12）：1786-1790.

［35］骆美玉，隽海龙．LC-MS/MS法测定盐酸吉西他滨中磺酸酯类基因毒杂质［J］．哈尔滨商业大学学报（自然科学版），2018，34（3）：285-287.

［36］勾新磊，徐双双，赵婷，等．UPLC-MS-MS法测定原料药中对甲苯磺酸酯类遗传毒性杂质［J］．广州化工，2020，48（21）：109-110，138.

［37］张薇，陈夷花，郑枫．长春西汀中对甲苯磺酸甲酯和对甲苯磺酸乙酯的LC-MS/MS法测定［J］．中国医药工业杂志，2015，46（12）：1334-1336.

［38］焦洁，王涛，妙苗．注射用长春西汀中两种磺酸酯类遗传毒性杂质的测定［J］．中南药学，2021，19（9）：1908-1910.

［39］黄伟民，黄伟静，陈伟翰．LC-MS法同时测定硫酸氢氯吡格雷中左旋樟脑磺酸甲酯、左旋樟脑磺酸异丙酯的含量［J］．中国药师，2021，24（12）：2267-2271.

［40］孙营营，阮佳威，胡方剑，等．离子色谱法测定齐多夫定中甲磺酸甲酯的质量浓度［J］．浙江大学学报（理学版），2015，42（1）：116-119.

［41］舒理建，楼赛丽，吴晨皓，等．苯磺贝他斯汀片中遗传毒性杂质苯磺酸乙酯与苯磺酸异丙酯的含量测定［J］．化工管理，2020（15）：19-20.

［42］王康林，孙月婷. 液相色谱-质谱-衍生化测定伊马替尼中甲磺酸乙酯遗传毒性杂质［J］. 广东化工，2017，44（20）：210-211.

［43］冯蕊，陈冠军，刘莉，等. LC-MS法测定塞来昔布中2个苯肼类遗传毒性杂质［J］. 中国新药杂志，2021，30（2）：182-186.

［44］Reddy A, Venugopal N, Madhavi G. A selective and sensitive LC-MS/MS method for the simultaneous determination of two potential genotoxic impurities in celecoxib［J］. Journal of Analytical Science and Technology, 2014.

［45］Bhavani K G, Krishna K, Srinivasu N, et al. Determination of Genotoxic impurity in Atazanavir sulphate drug substance by LC-MS［J］. Journal of pharmaceutical and biomedical analysis, 2016, 132: 156-158.

［46］Lakshmp K J, Devi P R, Mukkanti. Quantitative determination of residual hydrazine content in Cilazapril by ion chromatography［J］. Oriental Journal of Chemistry, 2010, 26（3）: 1001-1006.

［47］Min L, Ostovic J, Chen E X, et al. Hydrophilic interaction liquid chromatography with alcohol as a weak eluent［J］. Journal of Chromatography A, 2009, 1216（12）: 2362-2370.

［48］赵钰馨，孙秉喆，倪卫星，等. 阿嗪米特中潜在遗传毒性杂质马来酰肼的含量测定［J］. 中国药房，2021，32（18）：2189-2193.

［49］梅芊，李茜，刘英. 柱前衍生化UHPLC-Q-Orbitrap HRMS法测定乙酰唑胺及其胶囊剂中肼的含量［J］. 药物分析杂志，2020，40（8）：1467-1472.

［50］李滋，于润芳，侯宁，等. 柱前衍生化HPLC法测定异烟肼注射液中游离肼的含量［J］. 药物分析杂志，2017，37（2）：316-319.

［51］张萌萌，倪翔，陈梦柯，等. 利伐沙班中肼的柱前衍生化-HPLC法测定［J］. 中国医药工业杂志，2015，46（11）：1223-1226.

［52］Sun M, Lin B, Liu D Q. A generic approach for the determination of trace hydrazine in drug substances using in situ derivatization-headspace GC-MS.［J］. J Pharm Biomed Anal, 2009, 49（2）: 529-533.

［53］Gopireddy R R, Maruthapillai A, Arockia J S, et al. Determination of potential genotoxic impurity hydrazine hydrate in ibrutinib by RP-liquid chromatography［J］. Materials Today: Proceedings, 2021, 34（2）: 430-436.

［54］Wang J, Yang S, Zhang K. A simple and sensitive method to analyze genotoxic impurity hydrazine in pharmaceutical materials［J］. Journal of Pharmaceutical & Biomedical Analysis, 2016, 126: 141-147.

［55］K Tamás, Wachter-Kiss E, R Kormány. Hydrazine determination in allopurinol using derivatization and SPE for sample preparation［J］. Journal of pharmaceutical and biomedical analysis, 2018, 152: 25-30.

［56］Christofi M, Markopoulou C K, Tzanavaras P D, et al. UHPLC-fluorescence method for the determination of trace levels of hydrazine in allopurinol and its formulations: Validation using total-error concept［J］. Journal of Pharmaceutical and Biomedical Analysis, 2020, 187: 113354.

［57］常艳，刘清梁，薛志旗. GC-MS法测定维格列汀中3种遗传毒性杂质［J］. 中国新药杂志，2022，31（3）：277-284.

［58］孙春艳，纪颖鹤，秦昆明，等. 液相色谱-串联质谱法测定吉非替尼中4种遗传毒性杂质

[J]. 色谱，2019，37（12）：1297-1304.

［59］白青山，田朋鑫. GC-MS法测定头孢泊肟酯中的氯甲烷和氯乙烷［J］. 药学研究，2021，40（6）：377-379，408.

［60］朱静，吴珺. 气相色谱-电子捕获检测器法测定奥美沙坦酯原料药中遗传毒性杂质碘甲烷［J］. 现代药物与临床，2021，36（9）：1817-1820.

［61］陈蓉，胡兵，冯彦利. 顶空GC法测定盐酸地拉卓原料药中1-溴-3-氯丙烷和3种残留溶剂［J］. 中国药师，2019，22（6）：1168-1170.

［62］Saravanan, Shanmugasundaram, Subramanian, et al. Determination of methyl bromide at sub ppm levels in finished pharmaceutical product by Gas Chromatography［J］. International Journal of Current Research, 2011, 3（11）：400-404.

［63］王彦. 盐酸阿扎司琼有机溶剂残留量测定［J］. 药物分析杂志，2004，24（3）：293-295.

［64］Ho T D, MD Joshi, Silver M A, et al. Selective extraction of genotoxic impurities and structurally alerting compounds using polymeric ionic liquid sorbent coatings in solid-phase microextraction：Alkyl halides and aromatics［J］. JOURNAL OF CHROMATOGRAPHY A, 2012, 1240：29-44.

［65］陈轶嘉，石玲玲，陈阳，等. 无催化剂衍生GC-MS法测定利伐沙班基因毒杂质5-氯-2-酰氯噻吩［J］. 药物分析杂志，2021，41（4）：714-719.

［66］陈鉴东，陈见阳，张林海，等. 柱前衍生-HPLC-FLD法测定对甲苯磺酸拉帕替尼中的遗传毒性杂质［J］. 药物分析杂志，2015，35（9）：1640-1644.

［67］Lin B, Sun M, An J, et al. Enhancing the detection sensitivity of trace analysis of pharmaceutical genotoxic impurities by chemical derivatization and coordination ion spray-mass spectrometry［J］. Journal of Chromatography A, 2010, 1217（3）：302-306.

［68］Wijk A, Niederllander H A G, Siebum A, et al. A new derivatization reagent for LC-MS/MS screening of potential genotoxic alkylation compounds［J］. J Pharm Biomed Anal, 2013, 74：133-140.

# 第五章 遗传毒性杂质控制策略展望

## 1 近几年主要遗传毒性杂质召回事件梳理

2018年7月5日，EMA发布公告，华海药业供应的缬沙坦原料未知杂质中发现极微量的遗传毒性杂质 N–二甲基亚甲胺（NDMA），并据此在成员国召回使用华海药业供应缬沙坦原料生产的药品，调查药品中NDMA杂质的水平并评估对患者的影响，以及在该公司后续批次产品中降低或消除NDMA杂质的措施。

2018年7月13日，美国FDA发布声明，因所含杂质有致癌风险而召回几种含缬沙坦的药物，并于7月18日就召回事件发布更新，列出了需召回的药物清单。7月24日美国FDA再次就缬沙坦召回发布更新，明确了无需召回的含缬沙坦药物清单。本次声明指出，缬沙坦是用于治疗高血压和心力衰竭的药物，此次召回事件是因为其杂质中含有NDMA所致。针对正在进行的缬沙坦召回，美国FDA持续向卫生保健专业人员和消费者就事件进展发布更新。美国FDA已经列出了不受此次召回影响的含缬沙坦药物清单。美国FDA仍在继续评估含缬沙坦的药物，并将依据获得的新信息持续更新"召回范围内的药物清单"和"不在召回范围内的药物清单"。

2018年10月30日，美国FDA警示患者与卫生从业人员，ScieGen公司主动召回含有沙厄贝坦的一些批次药品，原因是其中含有已知对动物以及疑似对人体致癌的NDEA。美国FDA实验室的检测确认了ScieGen公司一些批准的厄贝沙坦中含有NDEA。这是美国FDA现已发现含有NDEA杂质的首个非缬沙坦药品。

2019年3月1日，美国FDA在其官网上更新了缬沙坦致癌事件的最新调查报告，该调查涉及最近对用于治疗高血压和心力衰竭的多种通用血管紧张素Ⅱ受体拮抗剂（ARB）药品的自愿召回。印度的HETERO LABS LTD. 公司宣布召回87批氯沙坦钾片（25，50和100mg）。由HETERO LABS制造并由Camber Pharmaceuticals分销召回的氯沙坦钾片中含有杂质NMBA。

2019年9月9日，美国一家在线药房Valisure向美国FDA提交公民请愿，表示通过自己对几个自有品牌和原研品牌（Zantac）雷尼替丁的检测发现每片含有2~3mg的NDMA，这个水平比动物研究得出的96ng最大每日摄入量高出几个数量级。Valisure停止出售雷尼替丁，并呼吁美国FDA要求制药商暂停销售并召回。9月13日，美国

FDA药品审评与研究中心（CDER）主任Janet Woodcock发布声明通告了在雷尼替丁样品中发现NDMA这一情况，并表示，美国FDA"正在评估雷尼替丁中低水平的NDMA是否会对患者构成风险"。声明中同时指出，"经初步检测发现的NDMA含量几乎不超过人们可能期望在普通食品中发现的含量。"美国FDA还表示正在与国际监管机构和行业合作伙伴合作，确定雷尼替丁中杂质的来源。同日，EMA也启动了对雷尼替丁中检测出NDMA问题的审查。在9月24日和26日，美国FDA公布部分国际药企在检测到NDMA杂质后自愿召回产品，并对卫生保健专业人员和患者做出警示。自此，雷尼替丁中遗传毒性杂质NDMA事件迅速在全球发酵。

2019年12月4日，美国FDA在更新文件中表示，计划进行进一步研究以全面测试雷尼替丁和尼扎替丁在人体中的行为。2020年1月8日，美国FDA发布公告，印度Mylan公司自愿召回处方药尼扎替丁胶囊，因为这些药物可能含有不可接受的NDMA。

2019年12月4日，新加坡卫生科学局宣布发现一线降糖药二甲双胍中NDMA可能高于"国际可接受水平"，并启动召回了46批二甲双胍缓释片剂。

2019年12月5日，美国FDA发表声明表示，美国FDA正在调查在美国销售的二甲双胍样品中是否存在不安全水平的NDMA，并将酌情建议召回。

2020年6月，赛诺菲就有关在Priftin中检测到的新杂质通知了美国疾病控制与预防中心（CDC）下属结核病消除司（DTBE）、其他卫生机构和全球利益相关者。新杂质为1-环戊基-4-亚硝基哌嗪，是亚硝胺类杂质、潜在致癌物。CDC网站6月18日的将该信息进行公开，WHO预认证药品小组（PQT/MED）在2020年7月11日首次通告了赛诺菲Priftin（利福喷丁）中发现亚硝胺杂质的情况。随后美国FDA于8月份解释了其对两种抗结核药利福平和利福喷丁中亚硝胺杂质超标的处理方式，将不会反对某些制药商暂时分销含有高于可接受摄入限度亚硝胺杂质的利福平和利福喷丁，并规定了暂时限度。

2021年4月29日，EDQM发布公告，含四唑环结构的沙坦类原料药可能存在叠氮化杂质，这种毒性杂质具有导致细胞DNA发生突变的风险，已经与药品文号持有人进行沟通，以确保这类药物的叠氮杂质水平低于毒理学关注阈值。在同年5月30日，加拿大政府网站发布公告，基于安全性考虑，召回了叠氮杂质超标的相关缬沙坦，厄贝沙坦及氯沙坦钾制剂。韩国和英国也同样因为叠氮杂质超标的问题，对相关沙坦类药物进行了召回。这次涉及的杂质为分别为5-［4'-（叠氮甲基）［1,1-联苯］-2-基］-2H-四氮唑（AZBT）和4'-（叠氮甲基）［1,1-联苯］-2-氰基（AZBC）。

2021年7月2日，美国FDA发布消息，警示患者和从业人员，辉瑞公司由于亚硝胺杂质，主动召回了9批酒石酸伐尼克兰片（商品名Chantix），这是一款戒烟药，由于N-亚硝基伐尼克兰杂质超出可允许的摄入量而宣布召回。

2021年9月29日，EQDM发布公告称，根据最新的研究数据，在氯沙坦钾中检出另外一个叠氮杂质，名称为5-［4'-［（5-（叠氮甲基）-2-丁基-4-氯-1H-咪唑-1-基）

甲基］［1，1'−联苯］−2−基］−2*H*−四唑（氯沙坦钾杂质），该杂质经突变性实验证实为阳性。EDQM要求所有CEP持证商以及上市许可持有人应对该杂质进行研究，以满足用药安全需求。

2022年3月1日，加拿大政府发布消息称，辉瑞公司正在从加拿大下架15批长效降压药Inderal−LA（盐酸普萘洛尔），原因是这些产品规格中的亚硝胺水平超限。此次召回具体涵盖多批60、80、120和160mg的缓释胶囊。本次涉及的杂质是*N*−亚硝基普萘洛尔。

2022年3月21日，辉瑞公司宣布召回降压药Accuretic（盐酸喹那普利和氢氯噻嗪片），同样由于致癌性亚硝胺杂质的存在，涉及的杂质为*N*−亚硝基喹那普利。

2022年3月22日，诺华山德士（Sandoz）公司宣布从美国市场召回13批次的骨骼肌松弛剂枸橼酸奥非那林（orphenadrine citrate）缓释片，原因是样品中存在超过26.5ng·$d^{-1}$最大允许摄入量的*N*−甲基−*N*−亚硝基−2−［（2−甲基苯基）苄氧基］乙胺（NMOA，亚硝基奥芬那君）。

2022年4月22日，辉瑞公司宣布在美国以及美国和波多黎各召回5批盐酸喹那普利片，原因与2022年3月21日宣布召回的盐酸喹那普利和氢氯噻嗪片一样，均是由于样品中存在超过最大日允许摄入量的*N*−亚硝基喹那普利（表5−1，图5−1）。

表5−1 相关召回事件中涉及遗传毒性杂质信息

| 编号 | 中文名 | CAS号 | 结构式 | 相关产品 |
|---|---|---|---|---|
| 1 | *N*−亚硝基二甲胺（NDMA） | 62−75−9 | 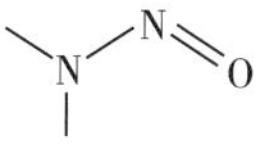 | 缬沙坦、厄贝沙坦、氯沙坦、雷尼替丁、二甲双胍 |
| 2 | *N*−亚硝基二乙胺（NDEA） | 55−18−5 | 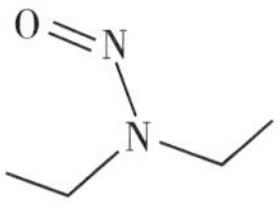 | 缬沙坦、厄贝沙坦、氯沙坦、雷尼替丁、二甲双胍 |
| 3 | *N*−亚硝基−4−甲基−4−氨基丁酸（NMBA） | 1119−48−8 | 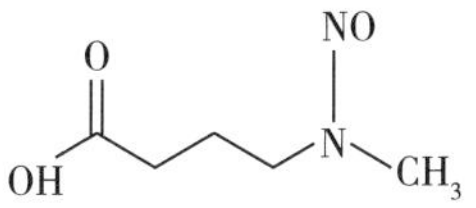 | 氯沙坦钾 |
| 4 | 1−环戊基−4−亚硝基哌嗪（CPNP） | 61379−66−6 | 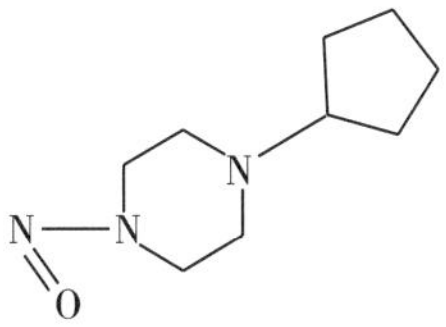 | 利福喷丁 |
| 5 | 1−甲基−4−亚硝基哌嗪（MNP） | 16339−07−4 | 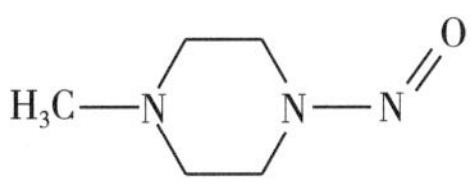 | 利福平 |

| 编号 | 中文名 | CAS号 | 结构式 | 相关产品 |
|---|---|---|---|---|
| 6 | 5-［4'-（叠氮甲基）［1,1-联苯］-2-基］-2H-四氮唑（AZBT） | 152708-24-2 | | 缬沙坦、厄贝沙坦、氯沙坦钾 |
| 7 | 4'-叠氮甲基-［1,1'-联苯］-2-氰基（AZBC） | 133690-91-2 | | 缬沙坦、厄贝沙坦、氯沙坦钾 |
| 8 | N-亚硝基伐尼克兰（NDSRI） | / | | 酒石酸伐尼克兰 |
| 9 | 5-［4'-［（5-（叠氮甲基）-2-丁基-4-氯-1H-咪唑-1-基）甲基］-［1,1'-联苯］-2-基］-1H-四唑（LADX） | 727718-93-6 | | 氯沙坦钾 |
| 10 | N-（2-羟基-3-萘基-1-氧-丙基）-N-丙烷基-2-亚硝胺 | 84418-35-9 | | 盐酸普萘洛尔 |
| 11 | N-亚硝基喹那普利 | 1026879-47-9 | | 盐酸喹那普利 |
| 12 | N-甲基-N-亚硝基-2-［（2-甲苯基）苄氧基］乙胺（NMOA，亚硝基奥芬那君） | / | | 枸橼酸奥芬那君 |

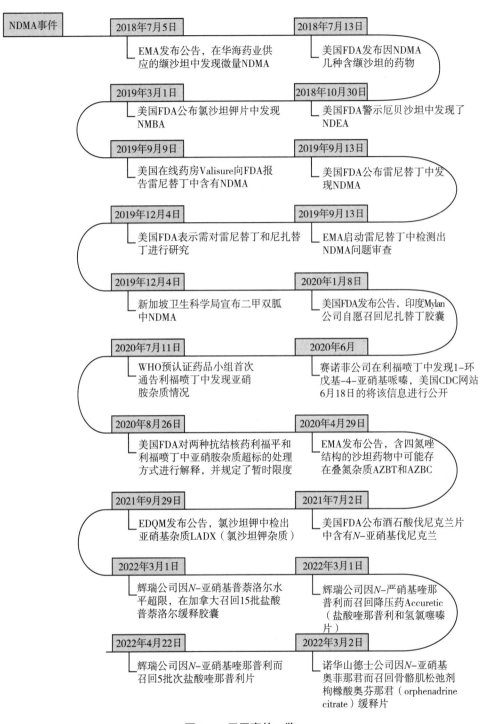

NDMA事件

**2018年7月5日**
EMA发布公告，在华海药业供应的缬沙坦中发现微量NDMA

**2018年7月13日**
美国FDA发布因NDMA几种含缬沙坦的药物

**2019年3月1日**
美国FDA公布氯沙坦钾片中发现NMBA

**2018年10月30日**
美国FDA警示厄贝沙坦中发现了NDEA

**2019年9月9日**
美国在线药房Valisure向FDA报告雷尼替丁中含有NDMA

**2019年9月13日**
美国FDA公布雷尼替丁中发现NDMA

**2019年12月4日**
美国FDA表示需对雷尼替丁和尼扎替丁进行研究

**2019年9月13日**
EMA启动雷尼替丁中检测出NDMA问题审查

**2019年12月4日**
新加坡卫生科学局宣布二甲双胍中NDMA

**2020年1月8日**
美国FDA发布公告，印度Mylan公司自愿召回尼扎替丁胶囊

**2020年7月11日**
WHO预认证药品小组首次通告利福喷丁中发现亚硝胺杂质情况

**2020年6月**
赛诺菲公司在利福喷丁中发现1-环戊基-4-亚硝基哌嗪，美国CDC网站6月18日的将该信息进行公开

**2020年8月26日**
美国FDA对两种抗结核药利福平和利福喷丁中亚硝胺杂质超标的处理方式进行解释，并规定了暂时限度

**2020年4月29日**
EMA发布公告，含四氮唑结构的沙坦药物中可能存在叠氮杂质AZBT和AZBC

**2021年9月29日**
EDQM发布公告，氯沙坦钾中检出亚硝基杂质LADX（氯沙坦钾杂质）

**2021年7月2日**
美国FDA公布酒石酸伐尼克兰片中含有N-亚硝基伐尼克兰

**2022年3月1日**
辉瑞公司因N-亚硝基普萘洛尔水平超限，在加拿大召回15批盐酸普萘洛尔缓释胶囊

**2022年3月1日**
辉瑞公司因N-严硝基喹那普利而召回降压药Accuretic（盐酸喹那普利和氢氯噻嗪片）

**2022年4月22日**
辉瑞公司因N-亚硝基喹那普利而召回5批次盐酸喹那普利片

**2022年3月2日**
诺华山德士公司因N-亚硝基奥菲那君而召回骨骼肌松弛剂枸橼酸奥芬那君（orphenadrine citrate）缓释片

**图5-1　召回事件一览**

## 2  遗传毒性杂质监管展望

随着对遗传毒性杂质认知的深入和相应的指导原则的完善，以及药物分析检测技术的提高，对药品中存在的微量遗传毒性杂质的控制也变得可行，监管机构对制药行业也都提出了具体的要求。例如针对亚硝胺杂质，欧盟和美国FDA均给出了工作计划和安排，对已上市产品的评估也在不断地进行中。目前已上市药品种类繁多，对需长期服用的药物应该更加关注，如心血管类或降糖类药物。因药品召回而引起药品短缺导致的风险是需要监管机构考虑的另外一个重点，特别是一些临床无法替代的药物或者针对特殊人群的药物。例如美国FDA在2020年8月26日发布的利福平和利福喷丁的处置要求时，首先为避免药物短缺，允许MNP和CPNP含量分别低于临时限度5ppm和14ppm的药物可继续销售，但要求后续生产的药物的限度应提高至0.16ppm和0.1ppm，与亚硝胺类的限度水平相当。同时监管机构和企业也都有责任和义务对公众进行科普说明，并给出药物召回后对患者的建议，以免引起公众的恐慌。

目前的产品中均对杂质进行了考察和控制，从另一个角度来讲，也将遗传毒性杂质当成一般未知杂质在药品质量标准中进行了控制。但由于该类杂质需要控制的限度更低（大部分为ppm级），导致现行标准中的方法灵敏度不足，因此才需建立更加专属灵敏的方法单独重新进行此类杂质的评估。

虽然ICH M7等指导原则均就遗传毒性杂质给出了推荐的限度制定方法，但在药物的质量控制中，监管机构及企业均在致力于能达到更高的要求，特别是杂质的控制水平。例如美国FDA在2020年9月1日发布了《人用药中亚硝胺杂质的控制》后，行业团体对美国FDA根据终生暴露设定所有可接受的亚硝胺摄入量限制的方法提出了挑战。他们认为，这对于人们仅使用一次或短期使用的药物来说没有意义，认为美国FDA的方法不符合国际统一的指南。ICH M7指南允许基于短于终生的暴露量计算可接受摄入量限度。美国FDA在问答文件中解释了为什么认为对亚硝胺杂质进行基于短于终生的暴露量调整是不合适的。美国FDA表示，问题在于亚硝胺是高活性致突变致癌物，其中许多已被证明在低剂量和短时间甚至单剂量治疗时会导致多种物种的癌症。美国FDA补充指出，围绕亚硝胺等"受关注"致癌物质的短期癌症风险的不确定性使得很难得出短于终生的可接受摄入量限度。

药品杂质控制是药物生产和研发的一个重点，杂质风险程度的识别也是一个需要重点关注的内容，对风险程度高的遗传毒性杂质而言，更严格的清除控制策略，更高的限度要求，更灵敏的分析方法，均是下一步工作的努力方向。

### 参考文献

［1］https：//www.ema.europa.eu/en/news/ema-reviewing-medicines-containing- valsartan-zhejiang-huahai-following-detection-impurity-some

［2］https：//www.fda.gov/news-events/press-announcements/fda-announces-voluntary-recall-several-medicines-containing-valsartan-following-detection-impurity

［3］https：//www.fda.gov/safety/recalls-market-withdrawals-safety-alerts/aurobindo-pharma-limited-issues-voluntary-recall-irbesartan-drug-substance-due-detection-trace

［4］https：//www.fda.gov/safety/recalls-market-withdrawals-safety-alerts/torrent-pharmaceuticals-limited-expands-voluntary-nationwide-recall-losartan-potassium-tablets-usp

［5］https：//www.fda.gov/news-events/press-announcements/statement-alerting-patients-and-health-care-professionals-ndma-found-samples-ranitidine

［6］https：//www.fda.gov/safety/recalls-market-withdrawals-safety-alerts/mylan-initiates-voluntary-nationwide-recall-three-lots-nizatidine-capsules-usp-due-detection-trace

［7］https：//www.hsa.gov.sg/announcements/news/hsa-recalls-three-out-of-46-metformin-medicines

［8］https：//www.fda.gov/news-events/press-announcements/statement-janet-woodcock-md-director-fdas-center-drug-evaluation-and-research-impurities-found

［9］https：//www.fda.gov/drugs/drug-safety-and-availability/fda-updates-and-press-announcements-nitrosamines-rifampin-and-rifapentine

［10］https：//www.edqm.eu/en/-/risk-of-presence-of-mutagenic-azido-impurities-in-sartan-active-substances-with-a-tetrazole-ring？p_l_back_url=%2Fen%2Fsearch-edqm%3Fq%3Dgenotoxic%2Bsubstances%2Bin%2Bsartans%26voc256731%3D256822

［11］https：//www.edqm.eu/en/-/risk-of-the-presence-of-mutagenic-azido-impurities-in-losartan-active-substance？p_l_back_url=%2Fen%2Fsearch-edqm%3Fq%3Dazide%26voc256731%3D256822

［12］https：//recalls-rappels.canada.ca/en/alert-recall/pfizer-recalls-inderal-propranolol-hydrochloride-capsules-due-nitrosamine-impurity

［13］https：//www.fda.gov/safety/recalls-market-withdrawals-safety-alerts/pfizer-voluntary-nationwide-recall-lots-accuretic-quinapril-hclhydrochlorothiazide-quinapril-and

［14］https：//www.fda.gov/safety/recalls-market-withdrawals-safety-alerts/sandoz-inc-issues-nationwide-recall-13-lots-orphenadrine-citrate-100-mg-extended-release-tablets-due

［15］https：//www.fda.gov/safety/recalls-market-withdrawals-safety-alerts/pfizer-voluntary-nationwide-recall-lots-accuprilr-quinapril-hcl-due-n-nitroso-quinapril-content

# 第六章 评估软件与现行主要文件介绍

## 1 评估软件介绍

### 1.1 满足ICH M7的杂质评估的软件要求

经过几十年的发展和论证，通过计算机辅助手段进行药品杂质的致突变性预测以降低药品中杂质的致癌性风险，已经成为被广为认可并且标准化的方法。在ICH组织2014年颁布的关于药品生产过程中带有的或者潜在带有的杂质的管控方法的指导原则中，明确规定了可以用两种互相补充的（Q）SAR（定量构效关系）来进行杂质的致突变性风险评价，两种方法一种必须是基于专家知识规则的（Expert Rule Based），另一种是基于统计学模型的（Statistical-based）。中国于2017年正式加入ICH组织并在之后逐步采用ICH相关的指导原则。《中国药典》2020年版四部通则也增订了《遗传毒性杂质控制指导原则》，明确规定可以使用计算机模型进行杂质潜在遗传毒性评估并可以替代实验，详细规定如下："应用（Q）SAR方法进行计算机模拟，预测细菌回复突变试验的结果时，应采用两个互补的（Q）SAR预测方法。一个方法基于专家规则，另一个方法基于统计学。如果两个互补的（Q）SAR方法预测结果均没有警示结构，则可以认为该杂质没有致突变性，不建议做进一步的检测。"

因此通过计算机模型预测进行杂质评估已经是国内外广为认可的有效手段。通过计算机评估能够有效减少实验数量，降低药物开发成本。同时对于难以评估的杂质，比如含量低且难以分离提纯的杂质进行有效的潜在遗传毒性评价。通过两种模型预测的结果可以对杂质进行分类和分别管控，其分类树和决策树见图6-1。

只要在两种模型预测中都显示为阴性被分类为第四或第五类（Class4、Class5）就可以免去做AMES实验并且不需要控制在每天的TTC含量以下。通过计算模拟预测遗传毒性并进行分类能节约大量的实验成本和实验时间，快速的推进项目。目前运用计算机模型预测的方法在各国的监管机构中被广为认可，包括美国、欧盟和日本，中国CDE也推荐运用计算机模型预测的手段来进行杂质分类和管控。

ICH M7规定用于预测的模型必须满足OECD对于软件的验证原则。OECD的软件验证原则主要有五点：

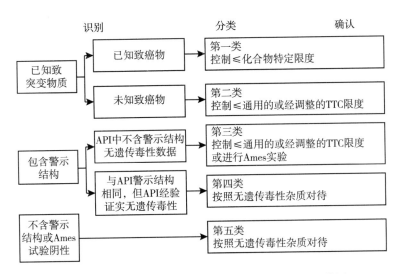

**图6-1　ICH M7对遗传杂质的分类以及限度控制决策树**

1）明确的预测终点；

2）明确的算法；

3）明确的应用域；

4）对模型的准确性、稳定性、预测能力有合适的评估；

5）有可能的话，有较好的预测透明度和机制的可释性。

五个验证原则对模型开发者提出了明确的要求，而由于监管对于模型稳定性、预测能力等极高的要求，一般情况下使用内部构建的模型或者未被广为认可的模型进行预测往往不被监管机构所接受。目前在美国、欧盟、日本以及中国等监管机构还是使用一些广为认可的主流软件，目前主要有Lhasa公司的Derek/Sarah，MultiCASE公司的CASE Ultra以及LeadScope公司的模型。

同时ICH M7中明确提出必须使用专家模型和统计学模型两种模型进行互相补充，即专家模型和统计学模型。所谓专家模型是人类毒理学专家基于以往的Ames实验数据总结出来的知识规则。统计学模型则通过计算机算法，并通过以往实验数据进行训练获得的预测模型。两种算法各有优缺点，比如人工模型对于数据量较少的结构类型能基于专家经验、想象力、其他的相关化学知识得出结论，而统计学模型完全基于数据驱动，对于数据量较少的结构往往缺乏预测能力。相反，专家规则模型可能会受到专家的知识能力、偏向性等因素的影响，而统计学模型则完全中立纯算法驱动。为了增强模型预测能力和保险起见，ICH M7明确规定必须采用两种模型互相补充，取长补短，最大限度地规避风险。

## 1.2 目前主流软件

在ICH M7中规定这些用于预测遗传毒性的软件必须符合OECD的软件验证和质量控制要求。目前市场上用于遗传毒性预测的软件供应较少，在ICH M7之前的旧版的美国FDA和EMA的指导原则中提到了两款软件。

2018年12月美国FDA发布的《药物原料和制剂中工业遗传毒性和致癌性杂质指导原则：推荐方法（指南草案）》中指出：如果一种低于ICH质量控制限度水平的杂质得到确认，应在该杂质构效关系（SAR）评估的基础上对其基因性毒性和致癌性紧迫评价（无论杂质中是否有警示结构）。该评估可通过查阅现有文献或通过计算机毒理学评估进行。常用的计算机软件包括MDL-QSAR、MC4PC和Windows版Derek。

2010年9月EMA发布的《遗传毒性杂质限度指导原则》相关问答中指出：

问题3：指导原则中指出：当潜在杂质中包含了警示结构，应当考虑增加额外的遗传毒性试验特别是细菌回复突变试验。

问：缺乏警示结构时是否足以证明该杂质不存在问题？

答：是的，在充足评估的基础上，比如运用常用的QSAR软件（DEREK或MCASE）证实该杂质不具备警示结构，将足以得出杂质无遗传毒性的结论，不需要进一步的"确认"研究或证明。

其中在美国FDA和EMA中都提到的是Derek和MCASE（其中MC4P4和MCASE为同一款软件，叫法不同）。其中Derek为英国Lhasa公司的产品，MCASE为美国MultiCASE公司的产品。通过调研和查找文献发现，Lhasa公司在2014年已经和美国FDA合作开发了另一款基于统计学模型的软件Sarah。在2012年由辉瑞、礼来、诺华、GSK、罗氏等8家一线企业发表的关于基于毒性预测工具的综述文章中描述了几家企业的软件使用情况见表6-1。

表6-1　2012年毒性预测软件在8家一线制药企业研发中的应用情况

| 方法 | 公司1 | 公司2 | 公司3 | 公司4 | 公司5 | 公司6 | 公司7 | 公司8 |
|---|---|---|---|---|---|---|---|---|
| DEREK | | | | | | | | |
| DEREK+[a] | | | | | | | | |
| MCASE | | | | | | | | |
| MCASE+[b] | | | | | | | | |
| Proprietary（Q）SAR[c] Tool | | | | | | | | |
| Proprietary database | | | | | | | | |
| Public database search | | | | | | | | |
| Compare structure to API[d] | | | | | | | | |
| Chemist consultation | | | | | | | | |

[a] 应用商业化规则以及由各公司自行研发并应用的DEREK计算系统
[b] 应用商业化规则以及由各公司自行研发并应用的MCASE计算系统
[c]（Q）SAR（Qualitative）构效关系
[d] 为确认结构的相似性，将未进行Ames试验的起始物料、中间体或杂质的结构与已经Ames试验检验过的API进行结构比对

可以看到8家公司都使用了Derek，而在2015年Lhasa公司发布了基于统计学软件Sarah，辉瑞和拜耳又对多款软件进行了横向比较见表6-2。

表6-2 毒性预测软件对801种化合物的预测结果比较

| | Derek | Sarah | CASE Ultra AZ2 / AZ3 |
|---|---|---|---|
| 灵敏度 | （177 / 253）68.4% | （119 / 235）50.6% | （99 / 207）47.8% |
| 专属性 | （393 / 548）71.7% | （418 / 523）79.9% | （381 / 498）76.5% |
| 准确性 | （566 / 801）70.7% | （537 / 758）70.8% | （480 / 705）68.1% |
| 阳性预测值（PPV） | （173 / 327）52.9% | （119 / 224）53.1% | （99 / 216）45.8% |
| 阴性预测值（NPV） | （393 / 474）82.9% | （418 / 534）78.3% | （381 / 489）77.8% |
| 回收率 | 100.0% | 94.8% | 88.1% |
| 不确定性 | N / A | N / A | 3.9% |
| 域外数据 | N / A | 5.2% | 8.0% |

Lhasa公司发布了基于专家知识规则的化合物强降解途径预测软件Zeneth，用户只需要提供化合物结构，Zeneth软件就可以准确稳定的预测其降解产物，并为专家评审提供技术支持。

## 1.3 Lhasa软件介绍

### Derek Nexus——基于专家知识系统的化合物毒性预测软件

1）经验丰富的毒理学专家的30多年知识积累。

2）数十万个毒性化合物结构的知识总结。

3）八百多条警示结构规则，其中超过35%的致突变性警示结构规则来源于私有数据。

4）广泛的毒性终点，包括：遗传毒性、皮肤刺激、致癌性、致畸性、肝毒性、肾毒性等。

5）高度透明，提供相关文献和支持信息，推理过程的描述，以及预测毒性的机理。

### 用途

1）满足ICH M7指导原则针对杂质的致突变性风险控制：与Sarah Nexus联用，能满足该指导原则对杂质采用计算毒理学评估方法替代细菌致突变试验的要求，并自动提供杂质等级分类。

2）虚拟筛选：早期利用Derek进行高通量筛选，以有效排除具有潜在毒性的候选药物，降低药物开发风险、节约研发成本。

3）候选药物分子的结构优化：针对高亮显示的潜在毒性基团进行重新设计或优化。

4）化妆品的致敏性安全评估：通过预测出现皮肤致敏性警示结构的化合物EC3值，评估皮肤致敏性风险。

**Sarah Nexus——基于统计学模型的化合物致突变性预测软件**

1）独一无二、高度透明的预测方法，易于诠释预测结果。

2）基于可靠、海量的Ames突变实验数据（9882个唯一的化合物结构，其中4716个阳性，5166个阴性）。

3）经过大量的准确性验证，包括在私有未公开的数据集中进行验证。

**用途**：满足ICHM7指导原则针对杂质的致突变性风险控制；与DerekNexus联用，能满足该指导原则对杂质采用计算毒理学评估方法替代细菌致突变试验的要求，并自动提供杂质等级分类。

# 2 现行主要文件介绍

ICH M7、ICH Q3C、ICH Q3D、ICH Q9、美国FDA《人用药中亚硝胺杂质的控制》指南。

# 后 记

近年来，在药品中检出遗传毒性杂质的应对和处置过程中，在国家药品监督管理局的部署下，中国食品药品检定研究院组建了技术攻关团队。团队成员紧跟国际前沿，积极开发新的技术和方法，全力推进风险的识别、评估与控制，为相关药品监管工作的开展和指导原则的建立提供了技术支撑。为更好地推进遗传毒性杂质的研究和监管，编者们梳理了多年来所积累的化学药品中遗传毒性杂质的评估控制方面的理论知识和实践经验，形成了本书。

相对于一般杂质而言，遗传毒性杂质具有更高的潜在危害性，特别是对于需长期使用的药物。因此，生产以及监管部门对遗传毒性杂质的研究与控制的关注度日益增加。编写本书的想法产生于2018年缬沙坦中亚硝胺杂质事件期间，这三年来，国内外各监管和审评部门对遗传毒性的认识不断提高，对此类杂质的评估和控制日趋成熟和科学。相信后续对遗传毒性杂质的认知将持续提升，无论是分析方法的进一步开发、指导原则的进一步修订还是监管政策的进一步调整，都是以保障药品安全为目标。

本书撰写过程中，得到了国家药品监督管理局化学药品质量研究与评价重点实验室的支持，借此深表谢意。

张 辉

**2022年7月**